小さな町の名治療家が教える

30万人の痛みを治した首押し健康法

上部頸椎カイロプラクター　島崎広彦

最近、痛みやしびれなどの体の不調で悩んでいませんか？

その不調、もしかすると

「首」

が関係しているかも

しれません。

首や肩、腰などに痛みやしびれがあった時、整形外科や整骨院で治療をされた経験があるかと思います。そして、なかなか治らず、長期的に通い続けている方もいらっしゃるでしょう。

なぜ、なかなか良くならないのかというと、
それは「首」が整っていないことに原因がある場合
が多いのです。

首が整わないことで脳からの指令が上手く伝わらず、血流も悪くなり、自律神経も乱れてしまいます。

要するに、首が整っていないと体も整わないのです。

逆に言うと、首が整うことで、それらが改善され、体の不調もみるみる改善する症例が多いです。

本書では、首が整うことで体の不調を改善する方法をお伝えします。

首を整えて、健康な体を手に入れましょう。

首押しで効果がある症状一覧

頭
頭重《ずじゅう》
頭痛

顔
顔のむくみ・ほてり
顔がピクピクする
小顔
三叉神経痛
赤面症
ニキビ・吹き出もの

耳
耳だれ
耳鳴り

鼻
鼻づまり

目
目の疲れ
目のかすみ
眼精疲労
ドライアイ

口
口内炎
味覚障害

顎
顎関節症

首
ストレートネック
首コリ
寝違え

肩
肩コリ
四十肩・五十肩

腕
頸肩腕症候群《けいけんわんしょうこうぐん》
手根管症候群《しゅこんかんしょうこうぐん》
手指・腕のしびれ
テニス肘
ゴルフ肘

背中
肩～背中までのコリ
ねこ背

胸
動悸
息切れ
胸やけ
呼吸障害
肋間神経痛《ろっかんしんけいつう》

腰
ぎっくり腰
坐骨神経痛
椎間板ヘルニア
腰痛

内臓系
胃痛・胃もたれ
逆流性食道炎
下痢・便秘
生理痛
生理不順
頻尿

足・脚
アキレス腱痛
足のしびれ
股関節痛
ひざの痛み

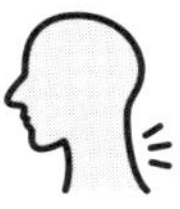

はじめに～首を整え、自律神経を整え、自分を治す～

前著「首を整えると脳が体を治しだす」の発行から10年が経ちました。

多くの読者の皆さんに実践していただいた私の首押しプログラムは、コロナ禍を経て大きく発展しました。

ステイホーム、リモートワークの生活は、どれも体が楽なようでいて、実際は運動不足と悪い姿勢が体の不調につながります。そんな中で、自宅で首押しプログラムを実践して回復された読者の方からたくさんの反響をいただきました。私の方は患者さんの質問にメールでお応えする作業を通じて、さらにメソッドを進化させていきました。

そしてコロナ禍が開けた今も、私たちは圧倒的に下向きでスマホを見て生きています。今後、首が整わないことで全身の不調に悩む人が増えることを心配しています。

社会の変化だけでなく、私自身にも大きな転機が訪れました。2023年10月、ガンに罹ったのです。リンパ節転移のあるステージ2でした。私は幸いに首押しブログラムを実践して、このリンパの腫れに気がついてガンだと自己判断しました。

紹介状を書いてもらう為に行った地元の医院では「ノドに腫れはありますが、どうしますか？　しばらく様子を見ますか？　それとも気持ちが悪かったら総合病院に紹介状を書きますが」というのんびりしたものでした。紹介状をお願いして専門医に診ていただいたら「おそらくガンですね。細胞診してみます」とその日のうちにガンと確定しました。
私は普段から患者さんの「病院のレントゲンで骨には問題ないと言われました。」という話も信じませんし、「病院では治りませんと言われました。」という言葉も信じないです。私も最初に診ていただいた医師のアドバイスを聞いて半年も様子を見ていたら、声も失い、腕も動かない程の広い範囲で手術をしなければならなかったと思います。

12月から抗ガン剤治療・放射線治療を行った結果、67キロあった体重は52キロまで減少しました。筋肉がなくなり、脂肪によるクッション性や潤滑性がなくなったため、腰痛と坐骨神経痛、四十肩を発症。放射線治療の影響で、味覚障害、ドライマウス、嚥下《えんげ》困難にも悩まされました。いろいろな意味で、患者さんのつらさがわかるようになりました。

ドクターからは、「3年、5年単位で回復を目指しましょう」という気の長い回答で、これまで数回の治療で、できるだけ最短で患者さんを治そうとしていた私は困惑しました。私は、一日も早く元の生活に戻りたかったのです。少しでも回復のスピードを上げたい、晩期後遺症をなくしたい、という一心で、自然治癒力の活性化に効果のある首押しプログラムを実践しました。

そもそも私は遺伝子検査でもガンの発生リスクは低いと診断されていたのですが、そんな私がどうしてガンに罹患したのか。

それは、自然治癒力の活性を妨げる生活に原因があったと考えています。具体的に言うと飲酒と睡眠不足です。私のガンは発生から1年未満のものというドクターの見解と照らし合わせると、ちょうど執筆に没頭し、無理を重ねていた時期だったと思い当たりました。

執筆は睡眠時間を削って、心身のエネルギーを込める作業です。今回、この本の出版のお話をいただいて、家族からは猛反対されました。しかし、私は闘病生活を続けている今だからこそ、お伝えできることがあると思いました。患者さんの苦しみを理解して、患者さんに寄り添う心を持ち、どうしても読者の皆さんの体に効果のある首押しプログラムをお届けしたいと思い、本書を執筆することにしました。

結論から申し上げますと、体の不調を起こさせないために大切なのは、首、背骨、腸、呼吸、体温。そしてストレス管理です。

首→自律神経の多くが存在します。首の骨のズレや首のコリが、神経伝達や血流を悪くすることで、自律神経に悪い影響を与えてしまいます。

背骨↓交感神経の全てが入っています。背骨の前側に張り付くように交《こう》感神経幹《かんしんけいかん》があるので、背骨は自律神経に大きく影響します。また迷走神経が届かない大腸の下部など、骨盤内臓器に届く副交感神経も背骨内を通っています。

腸↓腸の働きが弱いときに人は不調になり、脳がストレスを感じると便秘・下痢や大腸炎に襲われます。体質改善のキモは便秘の解消にあるため、私も健康的な腸を維持するために食生活の改善などに取り組んでいます。

呼吸↓自律神経支配の内臓は、人の意志では動かせませんが、唯一の例外は呼吸です。交感神経優位の呼吸は浅くてはやく、副交感神経優位の呼吸は深くゆっくり。これを逆に利用して、意識してゆっくり深呼吸をすることで、副交感神経を優位にすることができます。

体温↓体が温かいと緊張が解け、筋肉がゆるみ、血流が良くなります。体温が高いと免疫力も再生力もパワーアップします。常に体を温めておくように心がけましょう。

水分補給↓人間の身体の60％は水です。首押しプログラムの効果のひとつは血流の増加ですが、水分不足で血液が濃いと効果が減少します。血液が濃くなることによる循環障害、血栓にも要注意です。また水分をたくさん取ることで、便秘解消にも役立ちます。

ストレス管理↓脳にストレスを溜め過ぎないこと、ストレス管理・ストレス耐性を意識することが、現代社会を生き抜くためにとても重要なことです（人それぞれの対応方法があるので、具体的なストレス管理方法はここでは省略します）。

私はこれまでの経験から、「首や肩の筋肉のコリ」が、自律神経と深く関わっているのではないかと考えています。特に、本書で紹介する胸鎖乳《きょうさにゅう》突筋《とっきん》と僧帽筋《そうぼうきん》は、脳から直接つながる「副神経」という神経によって動かされています。副神経は「迷走神経」という内臓の働きを調整する副交感神経と関係が深く、英語表記では迷走神経のアクセサリーという分類です。胸鎖乳突筋と僧帽筋という首肩の筋肉のコリがつよくなると、この副神経と迷走神経が混線し自律神経の乱れを引き起こすのではないか、というのが私の仮説です。心筋梗塞の際に左の肩や背中が痛く感じるのは神経の混線ですし、冷たいものを食べるとこめかみが痛く感じるのも三叉神経の混線です。この仮説を神経内科の医師に話したところ「あり得なくはない」

との回答をいただきました。

私の学んだカイロプラクティックは、自然科学に基づいた、長年研究された究極の自然療法です。

人間の体は、自分の体を作り上げた生命力が、自らを治します。
人は、死ぬ寸前まで生きようと、そして治ろうとしています。

「首を整えることで、体の不調が治っていく」。本書を通じて、このダイナミックな体験を皆さんにお伝えします。

島崎広彦

目次

第1章

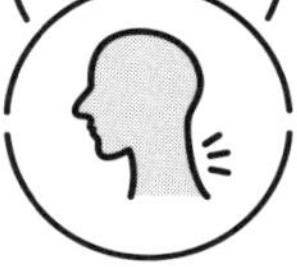

首の乱れで不調は起こる

第2章

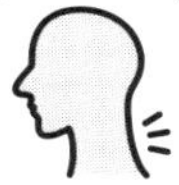

体の不調は首が整わないと治らない

第3章

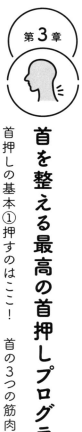

首を整える最高の首押しプログラム

第4章

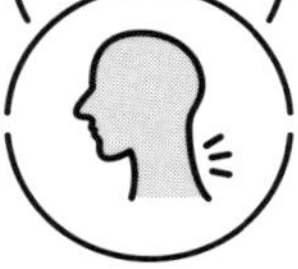

首が整う日常習慣

第5章

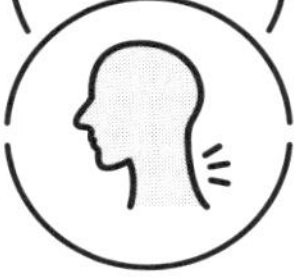

首押しプログラムで不調が改善したひとたちの声

第1章

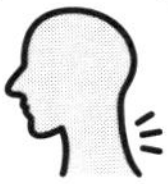

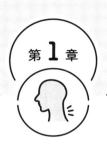

首の乱れで不調は起こる

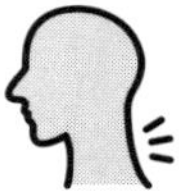

現代人は常に首を下げながら生きている

家庭にパソコンが普及したことから、現代人は首を下げる姿勢が常態化しました。モニターが高い位置にあったデスクトップパソコンからノート型になるとさらに目線が下がり、首が前に突き出るような姿勢の人が増えました。

そして、スマホの登場です。今や子供から大人まで、多くの方が長時間下を向いてスマホを見続けています。

正常な首のカーブがなくなってしまい、首の骨がまっすぐな状態で固定化してしまうことを「ストレートネック」と言います。そして、パソコン・

正しいスマホの見方と悪い見方

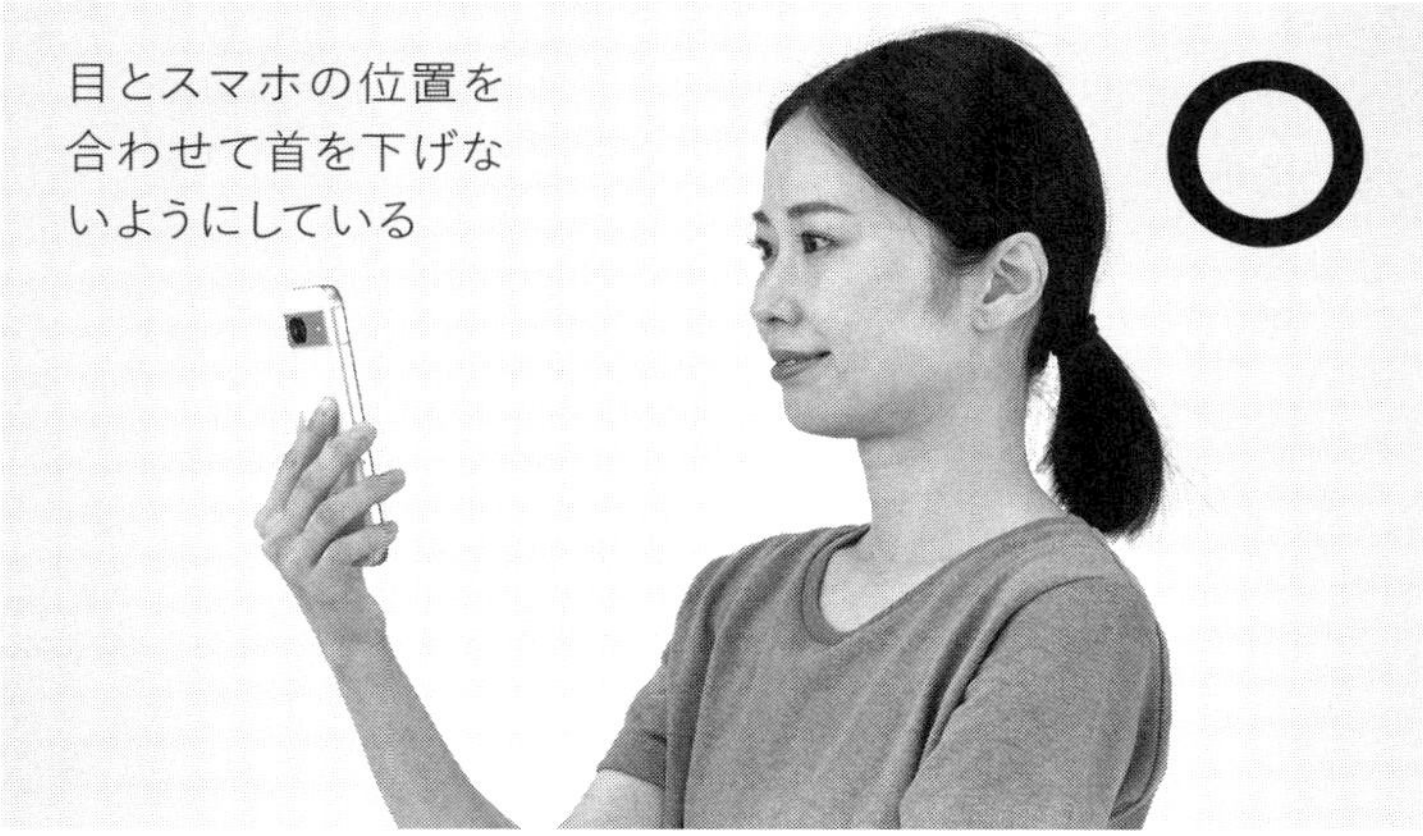
目とスマホの位置を
合わせて首を下げな
いようにしている
○

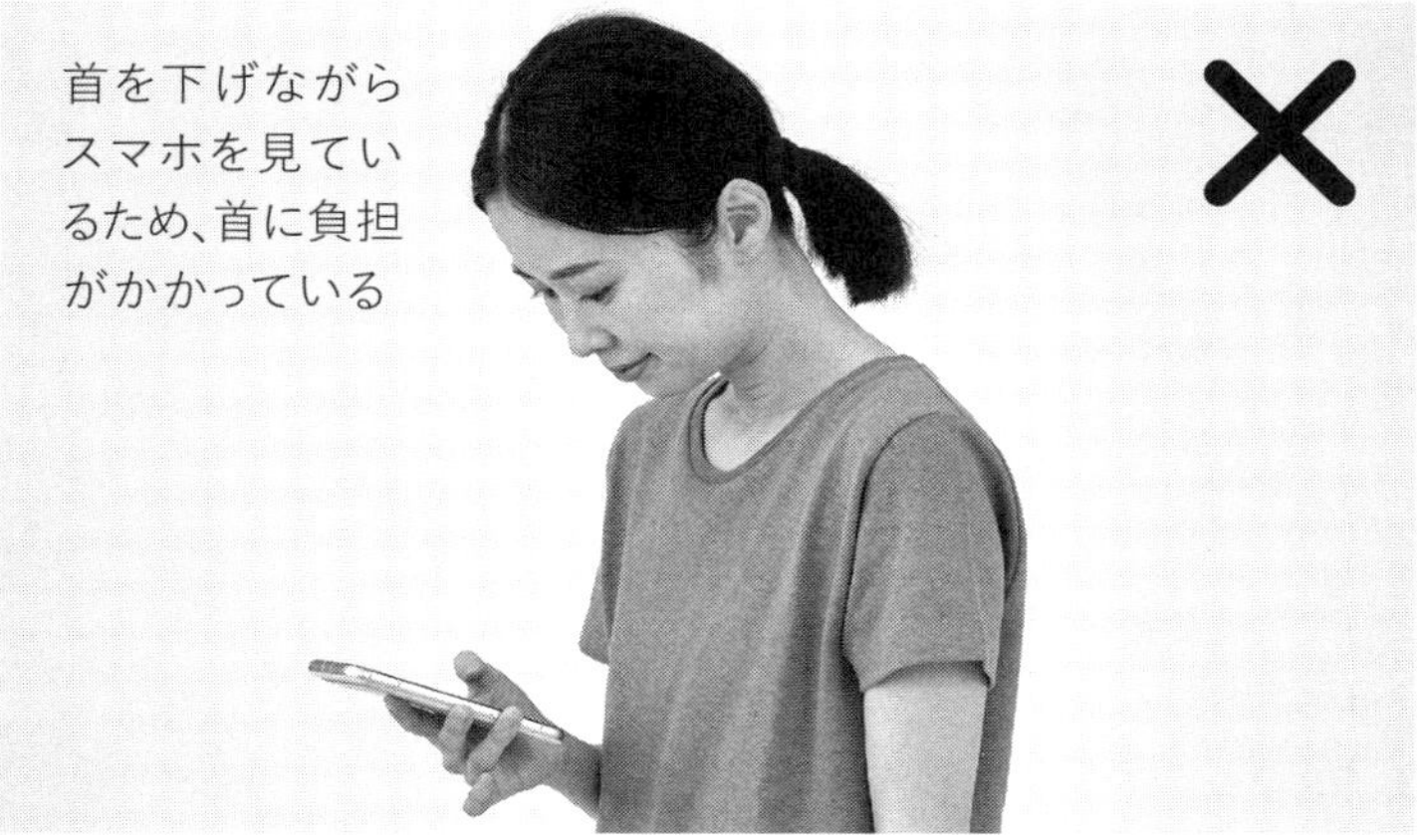
首を下げながら
スマホを見てい
るため、首に負担
がかかっている
×

スマホを見ることによって首が下向きになってしまう「スマホ首」は、ストレートネックの予備軍に他なりません。

このおそろしい首の変形が将来どんな不調につながるのか、治療院での経験からお話ししたいと思います。

スマホ首は、女性・男性問わず、全世代に共通した悪い姿勢の習慣病です。なかでも若者がこれにむしばまれていることに、私はかなり心配しています。なぜかというと、スマホ首を長期間放置すると、「腕を切り落としてほしい」と言いたくなるほどの激痛が起こる「頸椎症性神経根症《けいついしょうせいしんけいこんしょう》」の発症が早まったり、「自律神経失調症」に陥ったりするからです。

ひと言で言えば、「老化が早まる」のです。

個人差がありますが、子供の頃から外遊びを多くしていた人は目線を上げて遠くを見ることが多かったはずです。体の奥の筋肉まで鍛えられ、背骨の可動範囲も広くなっています。一方、インドア派はその逆で、目線が下向きで目の焦点を動かすことが少なくなります。筋肉は少なく、関節の可動範囲も狭く、身体機能が弱まる傾向があります。

つまり昭和生まれの田舎育ちのような人たちは、子供の頃は良かった首が、大人になってだんだんストレートネックになってしまう、という経過をたどっていました。

しかし私の患者さんの様子を拝見していると、「現代の若者の多くは、子供の頃からストレートネックになっている」と確信せざるを得ません。

考えられる原因のひとつは、現在の子供たちのスマホデビューが早いこと。運動不足と下の向き過ぎのダブルパンチで、これから身長が伸びるという成長過程からすでにストレートネックになってしまっています。ストレートネックのまま成長して、その後もストレートネックのまま生きている。そんな負担の多い時間が続くのですから、体のあちこちが痛いとか、なんだか調子が悪いとか、そんな症状がどんどん若年化してしまいます。本当に若い患者さんが老化してしまっているのです。

最近増えている、自律神経失調症の一種である「起立性調節障害」にスマホ首が関連している可能性も否定できないでしょう。朝起きられず、不登校やひきこもりになってしまう子供・若者が増えていることは、危惧すべき事態です。

もちろん、スマホやパソコンによるストレートネックは若者だけの問題ではなく、むしろ中高年世代にはもっと直接的に、つらい症状として現れます。もともと、筋力低下による姿勢の悪さが蓄積して首・肩コリ、手のしびれ、腰痛などが出やすい世代なのですが、不調になる時期が早まってしまうのです。

私たちの体調の悪さや姿勢の悪さに、スマホやパソコンが悪影響を及ぼしているのは間違いありません。それなのに不調で具合が悪い時ほどスマホから得られる楽しみは、苦しさを紛らわすのに最適なドラッグである、ということです。

そう、まさにドラッグ。中毒症状もあればしっかりと後遺症もあります。

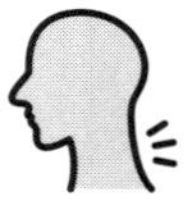

体に不調がある人は必ず自律神経が乱れている

自律神経には、活動する神経と呼ばれる「交感神経」と、休む神経と呼ばれる「副交感神経」があります。交感神経と副交感神経は体のどこにあるのか、そしてどんなふうに通っているのかを知っていただくと、首が悪いと自律神経に悪い影響があることが理解できます。

交感神経は、背骨の中の脊髄にあります。脊髄から枝分かれして背骨から出てきた交感神経は、背骨の前側に張り付くようにして、交感神経幹という交感神経だけの束を作ります。このため、背骨が曲がると背骨の中の脊髄だけでなく、背骨に張り付いた交感神経幹にも負担がかかるのです。

試合に臨むスポーツ選手に対して、コーチが「さあ、楽しんでやってこい!」と、背中をバンッと叩くことがありますね。背中を叩かれた刺激は背骨に張り付いた交感神経幹に響くので、興奮状態の戦闘モードへとスイッチが切り替わり、良い成績につながると考えられます。

副交感神経は別のルートを通ります。副交感神経の大部分を占める迷走神経は、背骨の中にはありません。首の前側には頸動脈の脈を触れる場所がありますが、迷走神経はだいたいその脈の横あたりを走っています。

ネクタイやタートルネックで首が締め付けられると具合が悪くなるのは、迷走神経に余分な圧力をかけているからです。首を下げてスマホを見続けているときも、迷走神経にかなりの負担がかかっています。

つまり、首コリがひどくなると副交感神経にも負担がかかります。

首の不調が、胃腸を不調にさせたり、不眠になったり、体全体の不調につながるのはこのためです。首を下げる＝副交感神経に負担をかけることで、さまざまな症状を引き起こす負のチカラを生み出してしまうのです。

首が下がると……

・これ以上傾かないように抵抗する首と肩の筋肉が固くなります
・背骨の中の脊髄にまで負担がかかります
・背骨の前側に張り付いた交感神経の束に負担がかかります
・首の前側にある副交感神経に負担がかかります
・脳への血液循環が悪くなります
・腕や背中に痛み、激痛、しびれが出ます

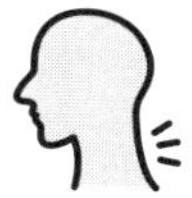

日常のスキマに取り入れてほしい首押し時間

手を伸ばせばすぐにスマホやパソコンがある現代において、ストレートネックになり、自律神経を乱れさせるのは簡単なことです。しかし原因が明白なのですから、「健康な状態を手に入れること」も簡単に実践できるはずです。

具体的に言えば、「日常のスキマ時間にスマホを見ないで首を押す。首を押しながら上を向く」ことを習慣化することです。

ご自分のスキマ時間を想像してみてください。良い習慣を継続するためには、「朝起きた時と、夜寝る前に歯を磨く」というように、自分の生活スタイルの中で「いつ・どんなときに実行する」か、決めることが大事です。気が向いたときにやろう、時間ができたときにやってみよう、というぼんやりした考えでは習慣化はできません。

電車に乗っているとき、スマホを見ないで首を押す。あるいは駅のホームで首を押して上を向くのはどうでしょうか。人目が気になる……という方は、トイレに行くときに首を押すことにすれば、1日に何回も首押しを実践することができます。歯磨きと首押しをセットにする方法もありますね。「1時間に1回、首を押す」と決めることができる方は、もちろんそれでもOKです。

一番良いのは悪い習慣を減らして良い習慣を増やすことなので、今までスマホを使っていた時間を首押し時間に置き換えることができれば最良です。

例えば、布団に入る前になんとなくスマホを見ていた時間を「首押しの時間」にすれば、体調を悪化させていた時間をプラスに反転させることができます。

なんとか首押しプログラムを生活の中に取り入れて、調子の良い自分を手に入れてください。

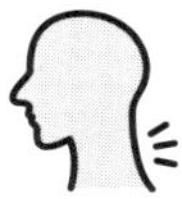

しびれを伴う痛みには要注意

「しびれ」という症状は良くないです。治療家としては、痛みの方がまだ扱いやすいですし、治りも早いのです。「しびれが出て来ているなら、治りにくいな」と覚悟せざるを得ません。

しびれを伴う痛みで代表的なのが坐骨神経痛です。この症状の原因の多くは、腰で神経を圧迫していることにあります。痛み止めが効かず、ブロック注射（局所麻酔の注射）をしても治らない場合は、外科手術によって椎間板や骨の変形を削ることになります。この手術を受ける際には「痛みは100％なくなるでしょう。しかし、しびれは残ってしまう可能性が高いです。手術の後、半年から3年ぐらいの時間をかけて、だんだんしびれが減っていくと予測されます」――このような説明を医師から受ける方が多いです。

しびれは体の深い中心部で神経が圧迫されて出てくる症状なので、表面的な治療では改善できません。痛み止めの薬は何種類もある一方で、しびれ止めの薬はありません。しびれの症状には、毛細血管を拡げる効果があるビタミンB12を処方されることが多いでしょう。

首の骨が神経を圧迫すると、背中や腕がしびれます。腰の骨が神経を圧迫すると、おしりや足にしびれが出ます。そして長期間にわたって神経を圧迫し続けると不可逆的（元には戻せない）な問題に発展します。神経も生きているので長時間圧迫されたり、神経が生きるための血管（神経栄養血管）が圧迫され血流が減ると、神経自体がやせ細ってしまうのです。神経が細く痩せると脳からの命令が伝わらなくなります。

その症状としてはしびれが常にあったり、痛みや温度の感覚が鈍くなる感覚麻痺や、細かい動きができないとかチカラが入らないという運動麻痺が起こるのです。手術をして神経の圧迫をとりのぞいても、神経が元の太さに戻るのに3年以上かかってしまうことが多いため、先ほどの医師のような説明になるわけです。

皆さんの中で、腕や手指のしびれがある人、腕だけでなく背中の肩甲骨と背骨の間にしびれがある人はいらっしゃるでしょうか。

天井を見るように顔を上げたり、右を向いたり左を向いたり傾けたりと首を動かしてみてください。角度によってしびれが増える人は、完全に首が悪いです。

ちなみに、日本人で初めてアメリカ野球殿堂入りを果たしたイチロー選手が、両手を膝頭に当てて、足を大きく真横に開いて腰を落としてストレッチをするのを見たことはありますか？

一見すると相撲の四股を踏んでいるような体勢で、右肩を前に出したり、左肩を前に出したりしています。

このストレッチは、股関節の開きにももちろん影響するのですが、鎖骨を持ち上げる＝肩甲骨も浮く効果があります。手のしびれがある人におすすめなので、ぜひやってみてください。

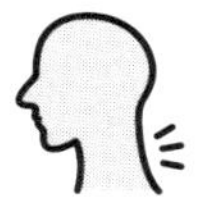

首の不調で早めに老化不調がきてしまう

ストレートネックは、人類としての大問題

首の骨の正常なカーブがなくなって、真っ直ぐな並びになってしまうストレートネック。「スマホ首」が悪化したのが、ストレートネックです。この症状は昭和の頃には「うつむき症候群」と呼ばれていました。その名が表すように、下ばかり見ている方々によく見られる症状で、事務職の方

や手芸や読書好きの方、家事炊事で長時間下を向いている主婦の方に多いとされていました。

では、なぜストレートネックが問題なのでしょうか。これは大げさではなく、人類の進化に関係しています。

背骨には正常な生理的湾曲《せいりてきわんきょく》という3つの曲がりがあります。

4足歩行から2足直立歩行になる際に、ねこ背から頭を持ち上げる事で獲得した頸椎の前弯。胸椎部分は4足時代のまま後弯して肺の入るスペースを大きくしてくれています。腰椎は4足動物も前弯しています。この構造で下半身のバネというか、強い脚力を生み出しています。

ストレートネックは、この人類にとって重要な意味がある背骨の正常なカーブが失われている状態なのです。このような状態では健康でエネルギッシュに、そしてパワフルにいられるわけがありません。

首は、カーブで米袋1つ分の重量を支えている

前側に反るように曲がっているはずの首の並びが真っ直ぐに並んでしまうだけで、なぜ問題になってしまうのでしょうか。

「背骨は体の大黒柱なのだから、真っ直ぐな方が良いのではないか?」、「首が真っ直ぐ伸びている方が、首から肩、デコルテラインがきれいになって写真映えするのでは?」、そんなお声もたくさん頂戴いたします。

そのするどい質問にお答えするには、まずは首の上に乗せてある頭の重さを考えなければなりません。頭の重さは体重の約8%だと言われます。体重50キロの方ならば頭の重さは4キロ。体重60キロならば約5キロになります。

5キロといえば、身近なところではお米1袋分ですが、皆さんはお米5キロを買ってどれぐらいの距離を歩いて運べますか？　首の骨は、それだけの重さを常に乗せているのです。

首の骨は前側に反ることで頭の重さを吸収する構造です。バネのようにクッション性を持っています。しかし首が真っ直ぐに並んでしまうとクッションがなくなり、頭の重さが首の骨をつぶし始めます。頸椎は7つの骨でできていて、上から（頭に近い順に）頸椎1番、2番と並び、一番下が頸椎7番です。首の骨がつぶれる場合、頭の重さが集中する頸椎の5番、6番、7番という下から数えて3つの骨が押しつぶされることがほとんどです。そして頸椎5番、6番、7番から出てくる神経が腕や背中や胸に向かうのです。ストレートネックで首の下の方がつぶれ、神経を圧迫し、その結果しびれや痛みが腕や背中や胸に出てくるのです。

頸椎《けいつい》を側面から見た図

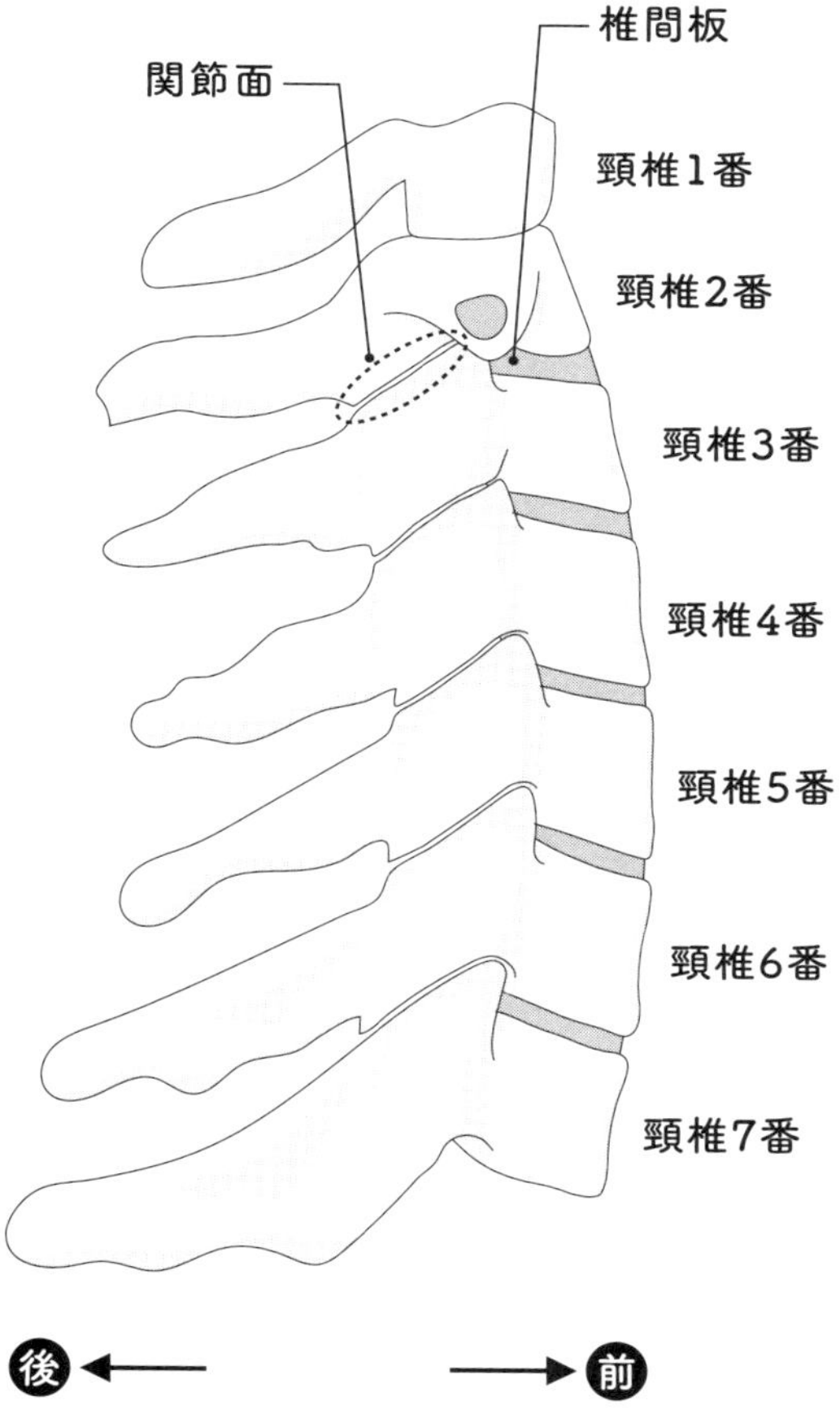

ストレートネックをさらに悪くした首の逆カーブになると、つぶれる骨は頸椎の2番や4番になることがあります。この部分から出る神経は首やノドの動きに関与するので、頭の重さを支えられなくなり、さらには頭が前に落ちて自力では頭を持ち上げられなくなってしまいます。

自律神経失調症に関与するのも、この部位が悪化したときだと考えられています。

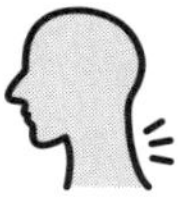

ストレートネックの末路は首下がり症

首はさらに悪化することもあります。頸椎はカーブを失い真っ直ぐになったストレートネックの状態で留まらず、逆に曲がり始める人も多くいます。そんな逆湾曲が長年続くと、頭を自力で持ち上げられなくなります。

これが首垂れ症、首下がり症です。

首の後ろ側の筋肉がパンパンに張って頭が下がるのを食い止めようとしますので、後ろから見ると首がすごく太くみえます。触ってもパンパン、カチカチに硬くなっています。首の前側の筋肉はもともと強くない上に、神経も圧迫されて命令が届かないのか、全く頭を持ち上げるチカラを発揮してくれなくなります。下あごが胸について、そこから上を向くことができない。それが首下がり症、首垂れ症です。ストレートネックの最後はこの状態で老後を過ごすことになってしまいます。

ストレートネックになると首の骨の老化が早まります。長年にわたって放置することは、本当に避けたいものです。首の不調を感じたら、すぐに改善に向けて動きましょう。改善方法はP131を参照してください。

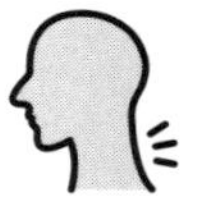

首の柔軟性が上がれば、どんな枕でも眠れる

枕にこだわる人が増えていますね。ショッピングモールやデパートなどに行くと、オーダーメイド枕の専門店が「あなたに合う枕を作ります」と謳っています。

私も患者さんから「どんな枕がいいですか」と聞かれることが多いので、疑問にお答えしましょう。

首に柔軟性があり、可動範囲が正常であれば、どんな枕でも眠ることができます。つまり、**首押しとストレッチで首を整えれば、「枕が合う、合わない」という問題はなくなるのです。**

枕の低さ・高さには人それぞれ好みがあるので、オーダーメイド枕を否定しようとは思いませんが、ひとつ覚えておいてほしいのは、「マットレスと枕をセットで考える」ということ。お店のマットレスで寝てみて「ぴったり！」と感じても、自宅のマットレスがお店より硬い、あるいは柔らかい場合、当然ながら体の沈み込みが変わり、枕の寝心地も変わります。フィッティングをするときに、そこまで考慮してくれるお店であれば信用できるかな、と思います。

ちなみに首の前のところ、あごの下あたりには迷走神経が走っています。柔道などで首元を絞めたときに「気を失った（落ちる）」状態になってしまうのは、窒息ではなく頸動脈洞の圧迫から起こる迷走神経反射（迷走神経ショック）というもので血圧と脈拍が下がるために意識がなくなってしまうことを言います。

ライオンがシマウマのノドを噛んで動けなくするのも同じ原理です。

何をお伝えしたいかと言うと、副交感神経優位にする為には、迷走神経反射の作用を弱めに利用して、上向きに寝た状態で首の前側を優しく押すと心拍数が下がり、眠りに入りやすくなります。


また、目を温めることもおすすめです。目元には多くの副交感神経が走っていて、特に上まぶたを上げ下げする上眼瞼挙筋《じょうがんけんきょきん》は副交感神経を優位にするスイッチの役割があると言われています。熱い蒸しタオルを目元に当てたり、ホットアイマスクを利用してもいいですし、自分の手の平をまぶたの上に乗せて「手当て」をして温めてあげるだけでも気持ちが和らぎ、全身をリラックスさせる効果があります。

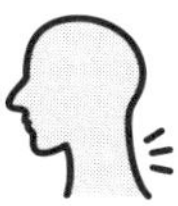

首が悪いと自然治癒力・生命力が低下する

首と自然治癒力の関係

首を整えることで得られる一番のポイントは、「自然治癒力を活性化すること」です。

人間の体には自分の体を自ら治そうとする働きがあります。これが自然治癒力です。切り傷がふさがったり、折れた骨がくっついたり、胃に空いた穴が知らない間に治っていて、「胃潰瘍の痕がある」と言われることもあります。

脳は全身に張り巡らせた神経の中枢です。脳は神経を使って体中の情報を集め、不調をいち早く察知します。そして正常な状態になるように命令を送ります。脳の情報処理能力はすごいです。人の生命の管理は、脳に任せられているのです。

しかし、脳に近い首の骨がズレてしまうと、命令の伝達に妨害が発生します。脳は体の状況を掴みきれず、脳からの命令もタイムリーではなくなります。その結果、体の性能が低下し、**体が治る力＝自然治癒力**も低下するのです。

体を治せるのは、本人の生命力だけ

自然治癒力とは、生命力の一部です。生命力とは「苦境の中でも生き抜く力」のようなニュアンスで使われています。大きな病気から復活すると

「生命力が強い」と言われますね。目に見えない力なので計測はできませんが、全ての生命体に生まれながらに確実に存在します。

人間の体は総勢60兆個の細胞から出来上がっているそうです。たった1つの受精卵から細胞分裂を繰り返して人間を作り上げたチカラが生命力です。この生命力が今も自分の体を生かしているのです。生命力を分類すると、病気を寄せ付けない抵抗力、体内に入ってきた病原を食いつぶす免疫力、そして傷ついた細胞を修復する再生力と回復力。

時にはメンタル面にも使われて、へこたれない精神力などが含まれます。

ドラマの中の話かもしれませんが、病院での大手術を終えた先生も、付き添いの家族に「手術は無事に終わりました。後は本人の生命力次第です」と説明します。患者さんの体を治すのは患者さん自身の生命力であり、たとえスーパードクターと呼ばれようが、ゴッドハンド治療家と称されようが、できることは手助けだけなのです。

だからこそ、私たち治療家には生命力という目に見えないチカラが存在していることを感じ取る感性が必要です。そして、この感性を全ての人が持ってくれると、病気に対する自らの取り組みに大きな差が生まれます。

「私たちの体を作り上げた生命力が、私たちの体を治す」。カイロプラクティックを学んだ治療家の多くは、このような考え方をしています。

コラム

カイロプラクティックの歴史は約130年

カイロプラクティックの歴史は約１３０年

「背骨を治す」という意味では、カイロプラクティックほど科学的に研究がなされた方法はありません。残念なことに日本ではカイロプラクティックが国に認可されていないので、その効果・歴史・専門性が全く世の中に理解されていません。一方、カイロプラクティック発祥の国であるアメリカを筆頭に、世界の国々ではドクターの称号が与えられ、医療チームの一員としてカイロプラクターが活躍しています。

カイロプラクティックの歴史は古く、１８９５年9月18日に最初の脊椎矯正が行われ、効果の大きさが波紋を呼びました。その後はカイロプラクティックを学べる大学が数多く誕生して世界に広がり、44カ国で法制化され、ＷＨＯ（世界保健機関）にも正式な補完代替医療（complementary and alternative medicine;

CAM）として認められています。

オリンピックとカイロプラクティック

ある偉大な日本人カイロプラクター、北海道のY先生のセミナーでのお話です。

Y先生はアメリカのカイロプラクティック大学を卒業し、アメリカでスポーツカイロプラクティックの資格も取得しているすごい先生です。2016年ブラジル・リオのオリンピックと、2020年東京オリンピックの2大会連続で、選手村に作られる医療サービスセンターの医療スタッフとして招集され、各国の選手たちにカイロプラクティックの施術を提供しました。

ブラジルではカイロプラクティックが国に承認されているので、選手村のクリニックにも「カイロプラクティック」と看板が掲げられました。しかし東京オリンピックではどうでしょう。日本ではカイロプラクティックが法制化されていないため、クリニックにカイロプラクティックの表示はなく、整形外科医、トレーナー（リハビリの先生）、オキュパンチャー（鍼治療）のみの表示でした。しかし各国の選手たちはカイロプラクティックの効果を知っているので、「カイロプラクターにお願いしたい」とY先生のもとを訪れたそうです。

ある国の選手は会場入りしてからずっと足の痛みで立つこともできない、全く練習できない状況で、トレーナーがストレッチやインナーマッスルの処置をしていました。それでも全く改善が見られず、いよいよ明日が競技の本番という段階で、Y先生に「なんとかならないか」と相談したそうです。

Y先生が検査をすると「仙骨の3番が悪い」と判断できたそうで、その問題をアジャストメントしたところ、その直後から痛みが消えて、診察台から立ち上がり、足踏みをして、飛び跳ねました。痛みが出ないことに驚き、感動と喜びをまくし立てるように「アンビリーバボー（信じられへん～）」と連呼して、

「明日は必ずメダルを取ってくる」と宣言したそうです。

結果、その選手は見事に銅メダルに輝きました。これが凄腕のカイロプラクターの技術です。そこから周りの先生方の見る目が変わったことは言うまでもなく、ある国のナショナルチームのドクターたちもY先生の現場見学に訪れたそうです。

このときの診断について、Y先生は「仙骨の3番が悪いと直感的にわかった」とまるで天から降ってきたような表現で語っていましたが、本当のところは、「ここが悪いという可能性はここが違うからない、こっちの可能性もない、ここも怪しいけれどもこの点が違う、だから……」と頭の中ですさまじい速さの情報処理をしています。もちろん、まだ仙椎5つが癒合していないことも見抜いている。多くの経験と豊富な知識から得られる、卓越した診断力・診察力・そして技術力があるのです。

コラム

ストレートネックの見分け方は、首を動かせる範囲と音

ストレートネックを診断するためには、病院の整形外科で首のレントゲン写真を撮影してもらうことが確実ですが、私たち治療家は首の骨を後ろから触って、どんな位置に並んでいるかで判断します。

ここでは、自分の状態を自分で見極める方法をお伝えします。

読者の皆さんに確認してほしいのは、「首を動かせる範囲がどれくらい確保できているか」と「首を動かしたときにジャリジャリと砂が挟まったような音、ゴリゴリッと骨が引っかかるような音がするかどうか」です。

首の骨がきれいに並んでいれば、骨と骨の間の関節も正常です。首の7つの骨がすべてきれいに動けば、首を動かせる範囲は広いです。

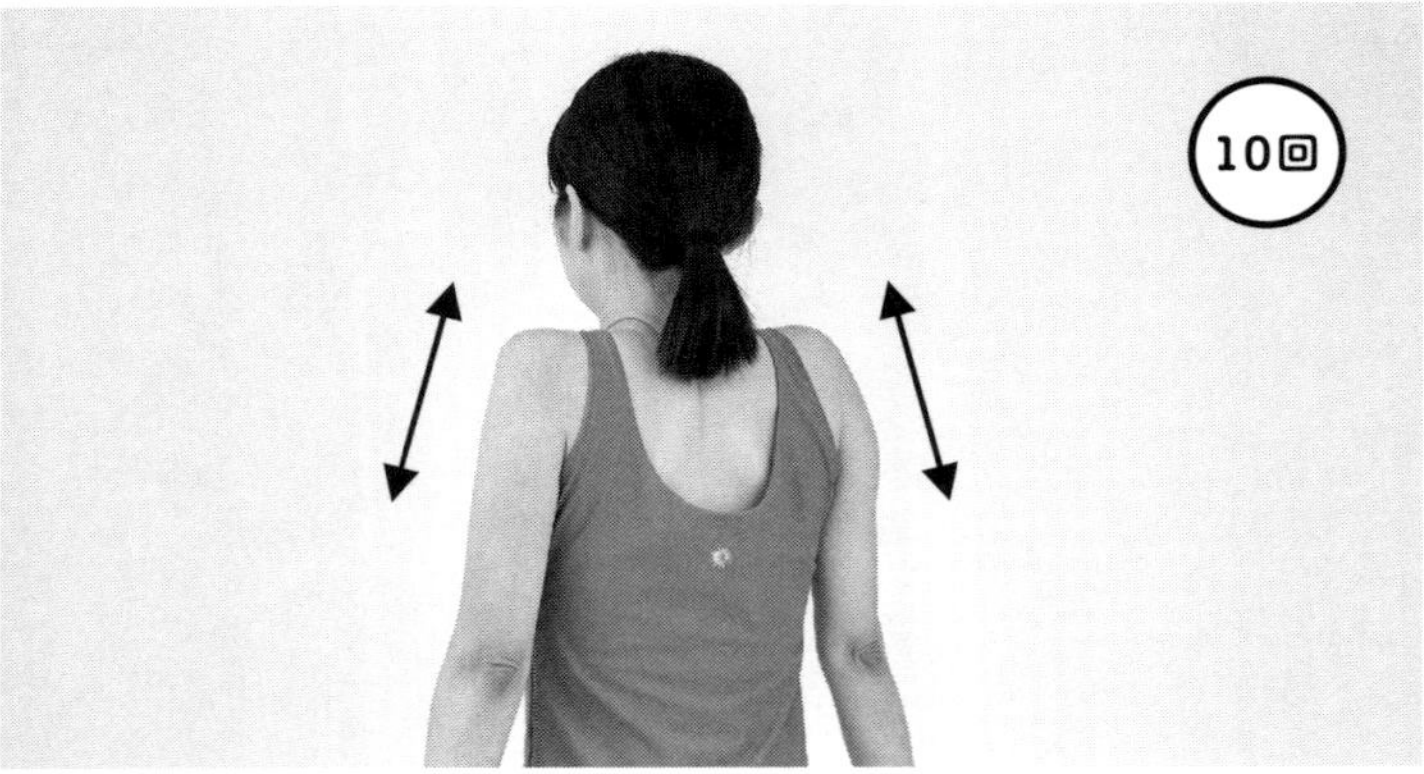

まず正面を向いて、そこから思いっきり右を向いていただきたいのですが……ちょっと待ってください！　この本を手にしている皆さんは、おそらく首も肩もガチガチに硬いだろうと想像できます。

首が悪い人がいきなり大きく首を動かすと、かえって悪化を招いてしまうので、まずは準備運動から始めましょう。

両肩を上に上げて、下げてを10回繰り返し（右上図参照）、今度は両肩を上げたら肩甲骨

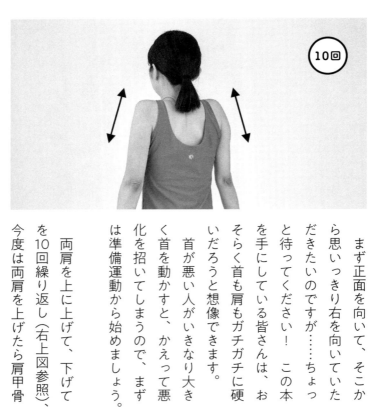

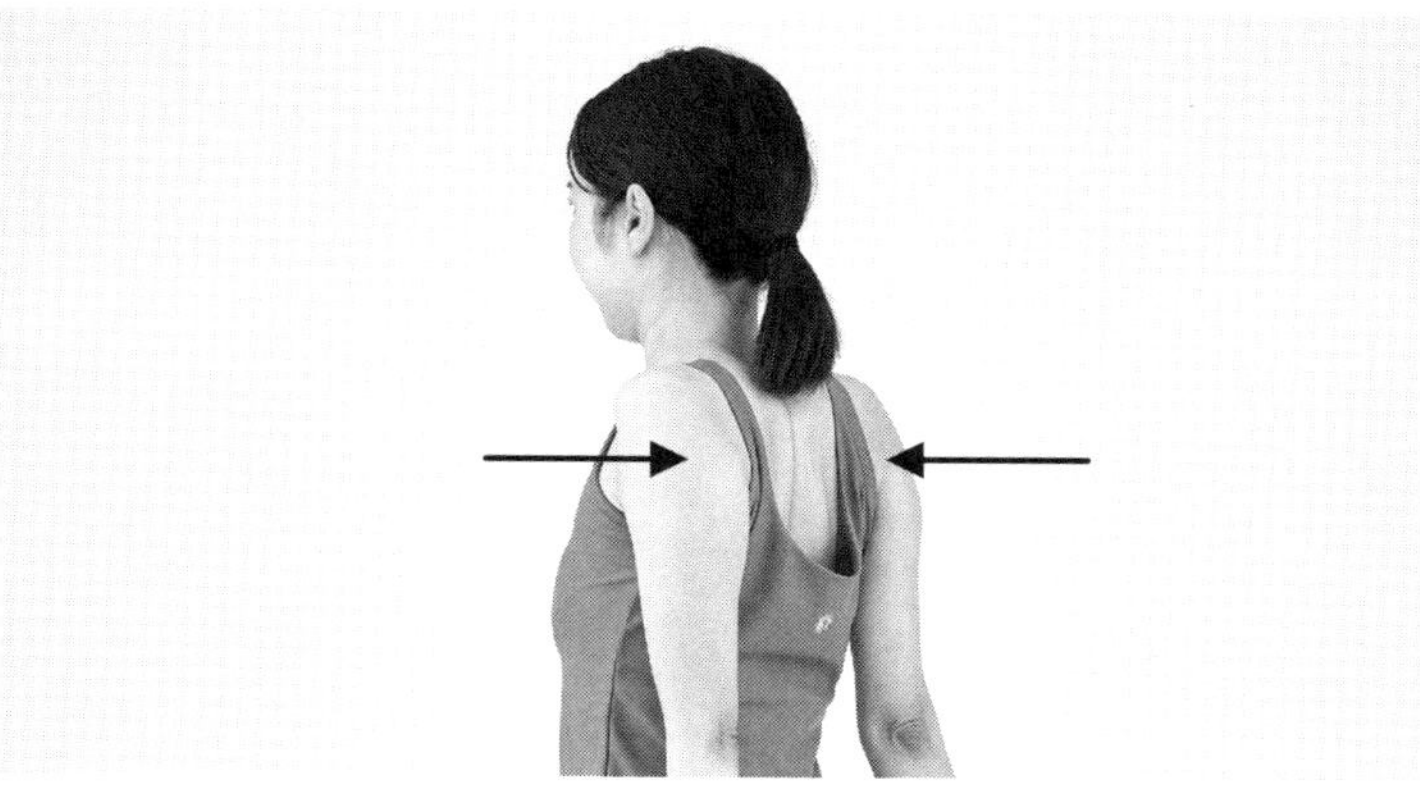

同士を寄せて肩を後ろに持っていきます（左上図参照）。そこからストンと下げる（P60図参照）。このように肩を後ろ回転させる運動を30回ほどしてみましょう。首の主な筋肉はほとんど鎖骨や肩甲骨についているので、肩を回すと首の筋肉もほぐれていきます。これで準備体操ができました。

首の表面の筋肉が緩んだらゆっくり右を向いてみてください。どこまで見えますか？次に左を向いて、だいたい右

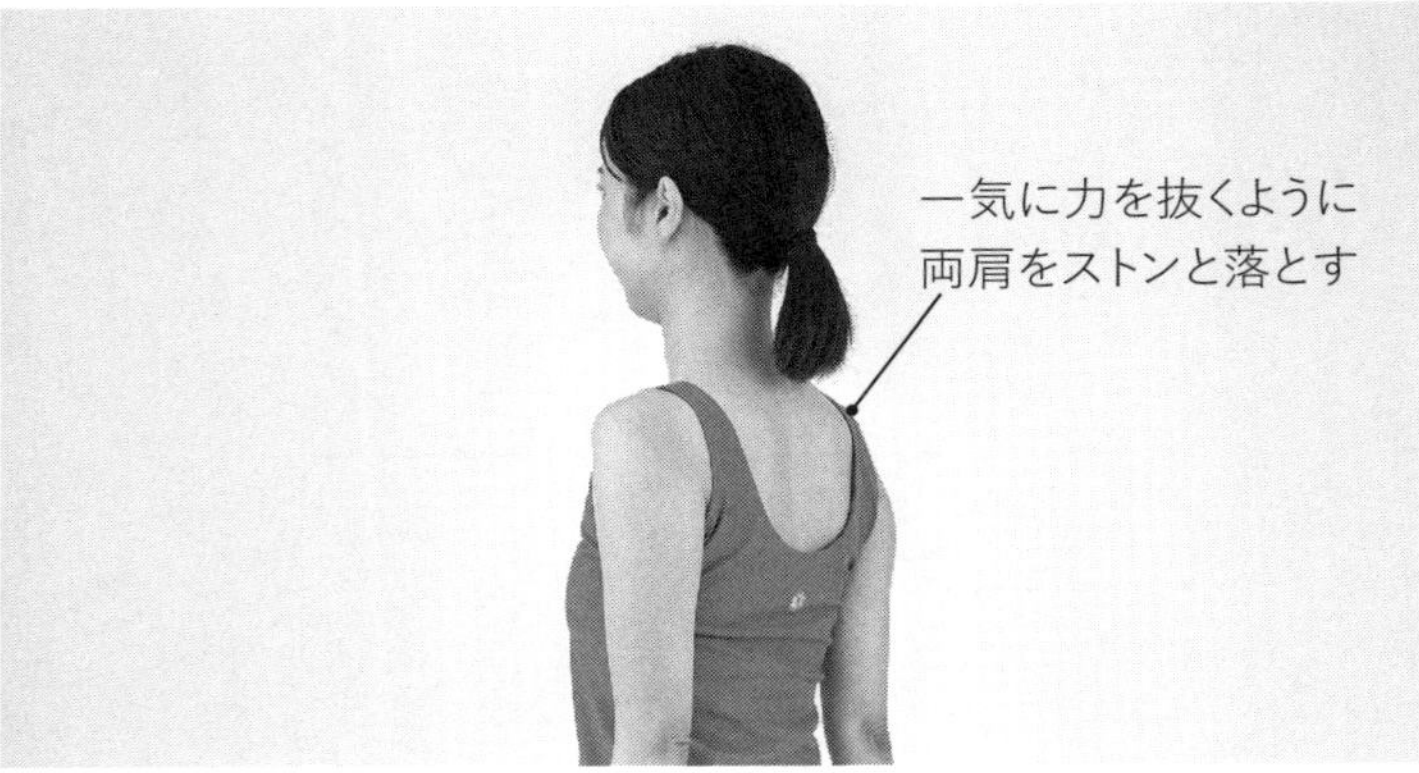
一気に力を抜くように
両肩をストンと落とす

側と同じぐらいの範囲が見えていますか？　どこか痛むところはないですか？　腕にしびれが出ませんか？

　次に上を向いて天井を見てください。顔が天井と平行になりますか？　腕のしびれが増えませんか？　首の前側がつっぱるように痛みますか？　首の後ろ側に詰まった感じが出ますか？　下を向いてみると上を向くよりも明らかに楽な感じがしたなら、それは普段から下を向く習慣が強いからです。

また正面を向いて頭を右に倒してみましょう。首から音がしませんか？　左に倒してみましょう。携帯電話を耳と肩で挟んでみましょう。両側で同じように挟んで固定できますか？

この可動範囲の確認で、首が真っ直ぐだったり、横方向に曲がっていたり、ねじれたりしていることがおよそわかります。上を向くのがきつい場合はストレートネックの可能性がとても高いです。携帯電話を片側で挟めなければ首は横方向にも曲がっています。首を動かしてジャリジャリ、ゴリゴリと音がするのであれば、すでに変形が始まっています。首押しプログラムで、毎日少しずつ首を整えていきましょう。

大切なポイントを予習

骨の際（ほねぎわ）を押す。

筋肉をほぐす指圧の効果は、筋肉が骨に付着するところや、骨と筋肉の境目を押すことで効果がより高まります。

基礎的な解剖学ですが多くの方はご存じないので、「指で押しながら骨を探り当てる」ようにしてみてください。

自然と骨際を押すことになります。例えば、直角拇指圧（P120参照）で後頭骨がどこで終わるのかを探り当てるように押すと、頭痛の元になる頭板状筋や後頭下筋群をほぐしていることになります。首の骨の形を探るように押す。鎖骨に沿って押す。慣れてくると骨の際でなく、筋肉の境目も探り当てることもできます。この意識が大切です。（首押しの詳細は、第3章でお伝えさせていただきます）

第2章

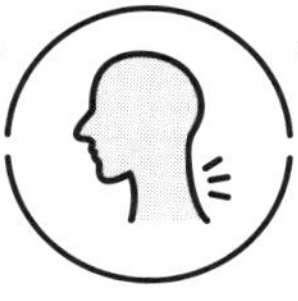

体の不調は首が整わないと治らない

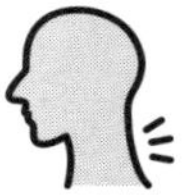

首が悪いと出てくる、さまざまな「痛み」の症状

首が直接関係している痛みの症状もあれば、間接的に関係している症状もあります。「痛み」について、頭から足に向かって分類してみます。

〈頭部の痛み（頭痛）〉

首が悪いと、後頭部の痛みに直接影響します。間接的な影響として、側頭部の痛み、そして目の奥の痛みにつながります。

ストレートネックなどの首が前に突き出る姿勢の方は、首・肩のコリに続いて後頭部まで筋肉の緊張が強くなっていきます。後頭部の筋肉が硬くなると大後頭神経《だいこうとうしんけい》をつぶしてしまうので、後頭部の痛みが発生します。

また首の血流が悪くなり、目の周りの血流に悪影響が及ぶことで、目の奥が痛むことがあります。脈に合わせてズキンズキンと頭痛がする、時にはハチマキをきつく巻いたように、全体を締め付けるような頭痛がすることもあります。

側頭部が痛い人は、首が左右方向に曲がっていて、下あごもズレてしまっています。ストレスをかかえている人はさらに眉間に痛みが出ることが多いようです。

〈首部の痛み〉

首が悪い場合、直接的に首が痛むことがあります。その中でも一番怖いのは、腕の激痛としびれが出ることです。背中（背骨と肩甲骨の間）の痛みやしびれ、脇から胸に痛みとしびれが出る人もいます。

首が左右に曲がると、体が傾いて間接的に全身の痛みにつながります。腰痛・股関節痛・膝痛・肩の痛みなどがよく見られる症状です。そして、「首が悪いと心臓疾患が起こる」ということも、カイロプラクターの中では常識です。

〈腕全体の痛み〉

首が悪いと、手がしびれる症状が出ます。手に向かう神経は首から出ていきます。首が悪いと、この神経を圧迫してしまい、腕の痛みやしびれを発生させます。首の骨が悪くても、椎間板が出てきても、首の筋肉が硬くても、神経は直接圧迫されます。

〈胸や背中の痛み〉

首が悪いと、胸や背中も痛くなります。

胸の筋肉や背中・肩甲骨周りの筋肉など、手（腕）を動かすための筋肉には首から神経が向かいます。そのため、首が悪いと手（腕）だけでなく胸や脇腹、背中にもしびれや痛みが出ます。

〈腰部の痛み〉

「腰痛が首から来ている」と言われてもピンと来ないかもしれません。直接的に腰痛を引き起こすわけではないのですが、首の骨が横にズレると頭が傾き、体の重心が傾いてしまうため、腰痛につながります。

例えば、首の骨が右にズレると頭も右に傾いて、右足重心になります。そのまま体が右にバタンと倒れないために、腰の骨と骨盤は左側に移動して重心を中心に保ちます。

つまり、首の横ズレが腰の横ズレを作るシステムであり、そのズレが腰痛を引き起こします。

これとは逆に、腰の反り過ぎが首のストレートネックを作るパターンもあります。

〈足部の痛み〉

膝やお尻の痛み・しびれも首から来ます。

首が悪いと腰が悪くなるシステムは前述の通りです。さらに腰が曲がると足の長さに左右で違いが生じます。長くなった方の足に負担がかかるので、股関節、膝、足首の関節にも痛みが出ます。

腰が曲がると、腰から出ている神経が圧迫されるため、お尻や足に痛み・しびれが出てきます。坐骨神経痛などがその代表です。

痛みに悩む患者さんを見るたびに「自分はこうなりたくない」と思わざるを得ません。それほど、痛みのある人生というのはつらいのです。

激痛でも脳に近い場所の痛みと脳から遠い場所の痛みで、人の精神状態に違いがあります。頭痛や首の痛み、顔面の痛みや虫歯の痛みなど、脳に近い痛みは耐えられません。例えば、ぎっくり腰は激痛ですが、何かの拍子でつい笑ってしまって、その瞬間にさらに強い痛みが走る、という経験をする方は多いと思います。つまり、痛いけれどまだ「笑える」のです。頭痛や歯痛などでは、そもそも笑うことができない精神状態に追い込まれます。

また首や肩コリ、腰などの痛みが慢性的にあることも、精神衛生上とてもマイナスです。

痛みを避けるために、首を整える運動を続けましょう。

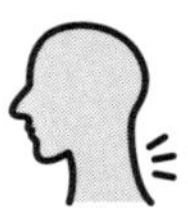

首が悪いと出てくる症状
～ストレートネックが原因の頸椎椎間板ヘルニア～

首のレントゲン写真を拝見していると、高齢の方でも首が正常なカーブをしていると骨のつぶれが少ないです。逆にストレートネックになっていると、若年層でも骨と骨の間が狭くなり、骨の変形・とんがりが見られます。

力学的な話をしましょう。首が前側に反っているとたわみやすくなり、クッションの役目をしてくれます。頭の重さの負担を、首のクッションが絶妙に逃しているのです。しかし、首が真っ直ぐに並んでしまうと、重さは直線的にのしかかります。逃げ場がなくなり、頭の重さが首をつぶす圧力になってしまいます。首の5番、6番、7番の骨に圧力が集中するケースが多いです。

背骨は骨と骨の間に椎間板というクッションを挟んでいますが、椎間板の方が骨よりも柔らかいので、骨よりも先につぶれます。つぶされて外側に飛び出してくるのが椎間板ヘルニアです。

飛び出してきた椎間板が神経にぶつかっていくので、痛みを引き起こす病気です。しびれも出ます。椎間板ヘルニアがまともに神経にぶつかっているときは、痛み止めの飲み薬、貼り薬はほぼ効きません。ブロック注射を神経の根本に正確に打ってもらえれば、数時間痛みから解放される程度です。そんな痛みのもとになるのがストレートネックなのです。

骨が変形すると「老化現象」と言われますが、同じ年齢でも首のカーブがある人は変形しません。若くても、ストレートネックの人は骨が変形してきています。首が変形してしまうと改善は難しいので、できるだけ早期にケアを始めてください。

椎間板の次に骨がつぶれます

だいぶ脅かせてしまいましたが、椎間板ヘルニアは自然治癒することが多いです。激痛を経験した人でも、飛び出したヘルニア部分は時間が経てば自然に吸収されます。

しかし「喉元過ぎれば熱さを忘れる」ということわざがあるように、油断は禁物です。痛みがないからと安心して何もしないと、次に襲ってくるのが変形性頸椎症《へんけいせいけいついしょう》です。ストレートネックの負担集中は、まだ改善していないので、しっかり対処する必要があります。

椎間板の次は、骨がつぶれます。つぶれて横に広がって、先端がトゲのように尖ります。レントゲン写真を見ると、このトゲが神経に突き刺さっているのがはっきりわかります。50歳代の方によく見られる現象です。

「腕を切り落としてほしい……」と言いたくなるぐらいの激痛の場合が多いです。常に痛く、寝ていても何をしても腕の奥、背中の奥が痛くて何もできません。腕がしびれ、指先に力が入らなくなり、シャツのボタンも留めにくい。箸も使いづらい。

気力が失せ、笑顔も消えてしまいます。生きていることがつらくなる症状です。

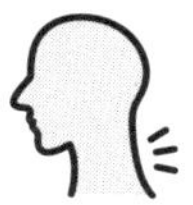

首が悪いと出てくる症状
～脳が元気を失い、体の活性が下がる～

首が悪いと、脳が元気を失ってしまいます。脳が元気でないと、体の元気がなくなり、体の活性が下がります。

脳が元気に活動をするためには、大量の酸素と栄養が必要です。そのため心臓から出てきた一番新鮮な血液は、最初に太い血管を通って脳へと向かいます。もちろん首を通って脳に向かうので、首が悪いと充分に血液を送ることができず、脳の血流が悪くなります。

脳の酸欠は眠気を誘い、脳の活力低下は体の性能を低下させます。さらに酸素と栄養素だけでなく、脳はストレスによるダメージも受けやすい器官です。このストレス管理をすることも非常に大切なテーマです。ストレス耐性を高める技術も、現代を生きる私たちは身につけたいものです。

首が悪い影響で姿勢が悪くなり、首と肩が凝ってくる状態を放置するのは禁物です。

筋肉が硬くなり血管を圧迫して、脳が酸欠になるということなので、仕事の効率は下がりますし、集中力も気力も減退していきます。受験生ならば死活問題です。この状態そのものをストレスだと感じる方が多いですが、「首押し健康法」で解決することができるので、諦めずに改善を目指しましょう。

ところで、「最近、物忘れが多いし、長い文章を読んでも理解できない」という悩みを聞くことが多いのですが、こちらは脳の活力とは違う領域になります。

物忘れや理解力のお悩みは、脳の表面近くにある大脳新皮質という部分の問題です。一方、生命維持活動は脳の深い場所にある脳幹《のうかん》という部分で行っています。新しいことを記憶する働きが落ちてきたとしても、体の管理を生まれたときから同じようにすることと、本能的な働きとは使っている脳が違うので、物忘れが多い＝生命活動の低下とはならないようです。

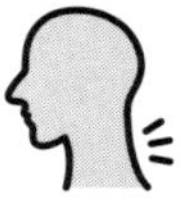

首が悪いと出てくる症状～年代ごとの悩み～

首が悪いと出てくることが多い症状について、年代ごとに解説をします。

〈10～20代に起こる症状〉

まだ若い年代では、ストレートネックで圧力が一点集中してきても骨まではつぶれていませんから、手のしびれなどは出てきません。

ただし、これ以上首が曲がらないように首の後ろの筋肉が頑張ってくれていますから、首コリ、肩コリ、そして頭痛が起こります。まれに首と肩にしびれ感（ピリピリする感じ）が出ることがあります。自律神経失調症や気力減退の症状が出ている方も多いです。

この年代では、反り腰の女性がとても多いのがカイロプラクターとしては心配です。しかし健康に対する意識が低いので、「うっせえわ」と聞き流されてしまうことが多いようです。

〈30代に起こる症状〉

仕事の形態がデスクワークか外回りか、あるいは子育て中か否かによって変わってきますが、首をさらに悪化させやすい年代です。正常な前側に反るカーブとは真逆の、後ろ側に反る逆湾曲や椎間板ヘルニア、軽い変形も起き始めます。

首コリ、肩コリ、頭痛、眼精疲労、胃腸障害などが多く、早い人は手のしびれが始まります。腰痛の頻度が増加して、ぎっくり腰も繰り返します。そのまま腰を悪くする人も多くなり、坐骨神経痛も起こり始めます。

〈40～50代に起こる症状〉

成人病が出始める年代です。20代、30代にストレートネックを放置したまま過ごすと、この年代になってからあらゆる症状が出てきます。

まだまだ動けるし、動かなければならない年代です。それなのに首にも腰にも激痛が出る頻度が増えます。変形性頸椎症がとても多く、心臓疾患の発症にも気をつけなければなりません。とにかく首が悪いと影響する症状は全て出て来る年代です。頭痛、首・肩コリ、手のしびれ、背中の痛み、腰痛、坐骨神経痛、膝が痛いのも関係します。

「体の疲れが取れない」という悩みはほぼ全員がかかえます。体が酸化、糖化、硬化してきているのですが、人生の折り返し地点ということもあり、人生に対する意識も変わっています。おもしろいもので「どうせ長生きなんかできないし、したくもない」と20～30代のときは言っていた人も「少しても長生きしたい。せめて80歳まで元気で過ごしたい」と思い始める人が多いですね。

また、この年代で大病をすると人生に対する意識がさらに大きく変わります。意識の変化によって食べ物や運動量も変わります。タバコやお酒をやめてみたり。自分の命よりも大切な人の存在に気がついたりするため、その後の人生が大きく変わります。

体力のある40〜50代に一度大病を授かるのは悪いことばかりではない、と私は思います。

〈60代以降に起こる症状〉

この年代になると、骨の変形が完全に進んでしまい、骨と骨がくっついてしまうこともあります。首は左右にも動かしにくく、上を向くことができなくなるので、目薬を差す、うがいをする動きが難しくなります。

本当に困るのは、さらに首の変形が深刻になる「首垂れ症」や「首下がり症」です。下あごが胸にくっついて全く上を向けなくなってしまうのは、避けたいものです。日々のセルフケアで首の症状を改善していきましょう。

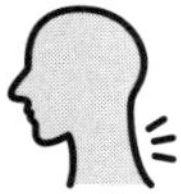

姿勢が悪いと出てくる症状
～四十肩・五十肩～

じっとしていても痛い。夜間に痛くて寝ていられない。手の平が体から離せないほど動かせない。四十肩・五十肩がこのような症状になってしまっていたら触らない方が良いです。四十肩・五十肩の専門性の高い医師の治療をおすすめします。

横に上げて床と水平よりも上がらないレベルの四十肩・五十肩を改善する目的ならば、次の運動を試してみてください。腕が上がらないから首押しプログラムができない！　という状態から、首が押せるぐらいまでの改善を目指します。

この症状の特徴として、肩が巻き込んでいる場合が多いです。肩が前方に引っ張る力を生み出すのが大胸筋や小胸筋です。この2つの筋肉が硬くなっていることも影響します。反り腰、巻き肩、突き出た首。この全体的な姿勢の悪さも改善したいですね。横向きに寝るクセのある人も、肩は巻き込んで体重がかかるので、血流も悪く筋膜同士が圧着されるため悪化します。

試しに「気をつけ」と背すじを伸ばして、その腕を伸ばした状態で、体の真横から上げていきましょう。途中で引っかかるような痛みが出ますか？　その角度はどうでしょう。水平ぐらいでしょうか？　そこまで上がらないですか？　次に手の平を上に向けて、同じように真横から手を上げていきましょう。どうでしょう？　先ほどの角度よりも上がっていませんか？　もし上がっているとしたら、気をつけの段階ですでに巻き肩なのです。

手の平を上に向けると肩も後方に移動します。その方が上げやすくなるのであれば、巻き肩も直さなければなりません。この巻き肩の中で起きている現象は、肩の骨の先端（肩峰《けんぽう》）と腕の骨のコブになっている部分がぶつかりやすくなってしまうのです。手の平を上に向けると腕の骨が後ろに回転してコブの位置が変わるので、肩の骨とぶつからなくなります。手の平を上に向けるように腕全体をねじる体操を繰り返しましょう。

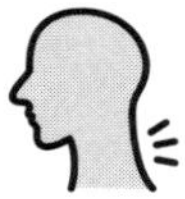

首のバランスを整えて、首コリ・肩コリを改善する

首コリ・肩コリの症状は、首の状況とダイレクトにつながっています。

つまり、**正しく首押しをすることで、改善を実感できる症状です。**

首コリ・肩コリに悩む人が多いのは、人間の頭が重いからです。首から肩先までの僧帽筋が凝る人が肩コリになります。

前述の通り、頭の重さはその人の体重の8%もあるので、50キロの人なら4キロ、70キロの人なら5・6キロもの重さを、首の骨・筋肉で支えています。頭が体の中心にきれいに乗っていれば良いのですが、ほんの少しバランスがズレるだけで、首・肩に大きな負担がかかってしまうのです。

いつも同じ腕でカバンを持ったり、足を組むクセがあったり、体を左右バランス良く使えていない人は多いものです。右側だけ、左側だけが凝る

手で頭を持ちながら、ゆっくり傾ける

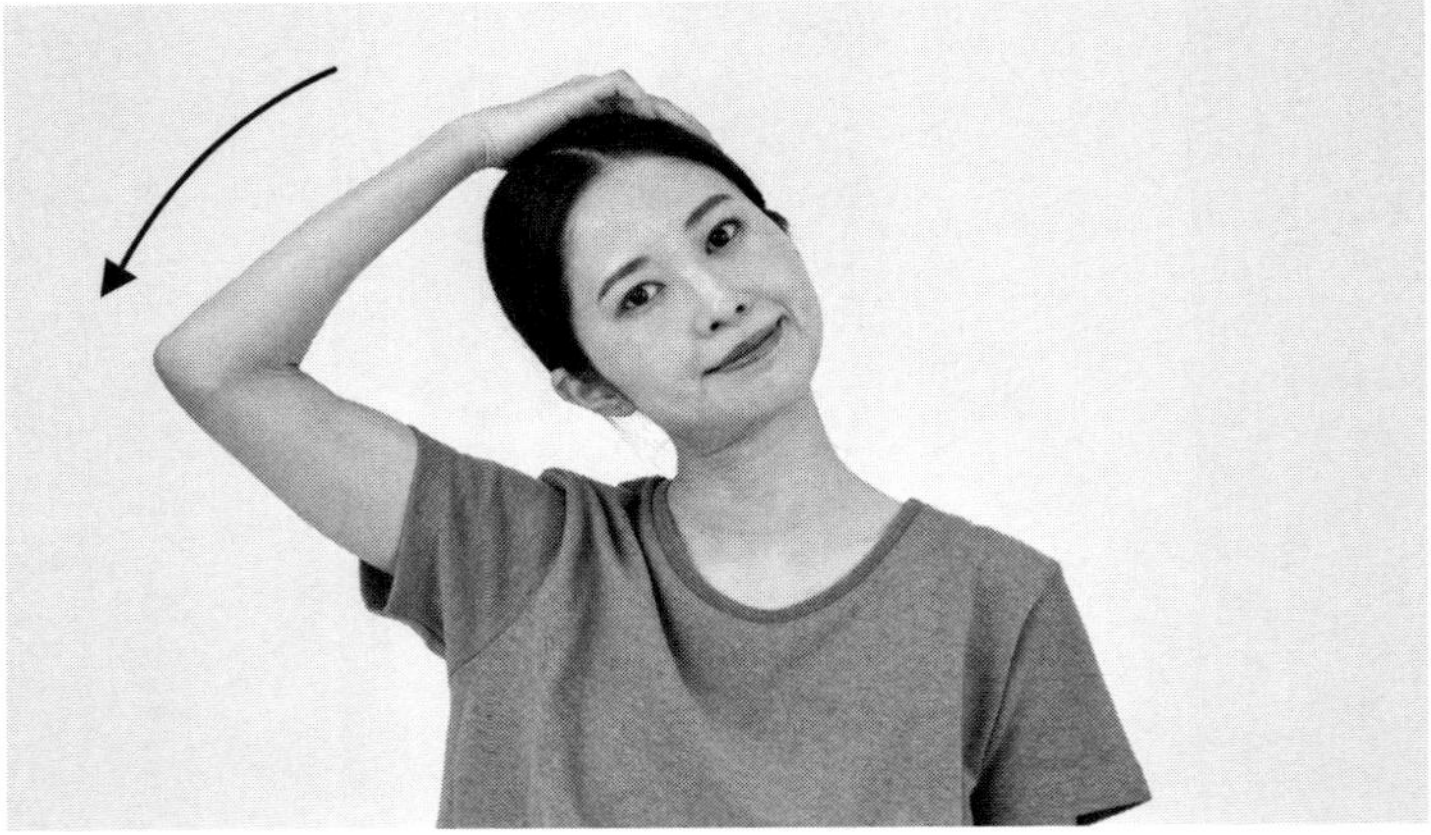

方は、コリや痛みがある側に首を傾ける運動をして、バランスを自分で修正してみましょう。

腕で力こぶを作る動きをイメージしてもらうとわかりやすいのですが、筋肉は伸びて押し戻すチカラよりも収縮する時にチカラが入ります。頭が左に傾くと右の筋肉が収縮して引っ張り戻すので、右首肩が凝ります。この場合は、頭を右側に傾けます。

よく凝っている側をグーッと伸ばす人がいますが、改善をするための運動は逆、凝っている側を縮めると覚えておきましょう。これはアメリカで生まれたオステオパシーと言うテクニックであり、自然治癒力を引き出し、健康回復が目的の手技療法です。

首・肩の両側が凝る方は、ストレートネックが原因になっていることが多いです。スマホやパソコン、家事で前屈みの姿勢になりがちになっていませんか?

日常生活の姿勢を見直し、3章で紹介している首押しプログラムを続けることで、改善をすることができます。

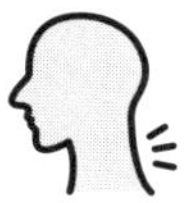

四十肩・五十肩は「肩コリ」と原因が違うので要注意

ある日突然、ズキッと痛みが出たり、腕が上がらなくなったりする四十肩・五十肩。医学的には「肩《かた》関《かん》節《せつ》周《しゅう》囲《い》炎《えん》」という名前の疾患です。

肩コリの延長線上のものだと思っている方が多いのですが、肩コリと四十肩・五十肩は根本的に違います。どうして中高年以降に症状が出てくるのかというと、**いわば「細胞の老化」に関連しています。**年齢とともに細胞の水分含有量が減ってしまうことが原因だと言われています。

ひどくなると肩の中にある筋肉にカルシウムが沈着し、石灰化してしまいます。「石灰沈着性腱板炎《せっかいちんちゃくせいけんばんえん》」というのですが、かなりの激痛ですし、治りにくい疾患です。

四十肩・五十肩で痛みが強い患者さん、生活に支障が出ている患者さんには、整形外科医師の治療を受けることをおすすめしています。炎症を止めるステロイド注射をしてもらうと、痛みは劇的に治まります。石灰化した組織を注射で抜く処置をしてくれるお医者さんもいます。

首押しで、血流と姿勢を改善し、根本から治そう

外科的な処置で激痛が治まった場合も、四十肩・五十肩の症状が出た方は油断をせずに首を整えていきましょう。

首の状態が悪いと、血流が悪くなり、加齢とともに全身が硬化していきます。背中やお尻が硬くなったり、手指がこわばったりするようになります。四十肩・五十肩も、この「硬化」の一環なので、首を整えることで肩の不調が改善します。

横向き姿勢で寝ている方で、決まった側の肩を下にするクセがある人は要注意です。このタイプの人はある朝目が覚めたら四十肩が突然発生する可能性があります。寝ながら血流を圧迫してしまっていることが原因なので、仰向けに寝る方が良いでしょう。筋膜などの結合組織が圧着してしまっている状態なので、温める、押して血流を良くすることが大事です。首

押しのほかに、P138の肩峰から三角筋周辺を押すと改善が早くなります。

よく「四十肩・五十肩だったけど、放っておいたら痛みが消えた」という話も聞くのですが、これは望ましい形での自然治癒ではないため、おすすめはしません。

「放っておいたら治った」という方を診させていただくと、以前よりも全身の姿勢が悪くなり、さらに肩の後ろ側の可動域が狭くなっている人が多くいらっしゃいます。ねこ背や巻き肩になり、姿勢の良くない形で体のバランスを再構築してしまっているのです。痛みが再発したり、別の体調不良が出てきたりする可能性が高い体です。

四十肩・五十肩の症状が出ているということは、体全体が硬化してきているサインです。今後のためにも、首押しやストレッチを習慣にして全身を整えましょう。

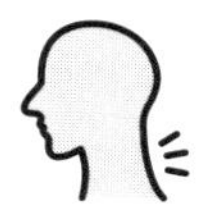

首の筋肉を柔らかくすれば、頭痛から解放される

頭痛にはいろいろと種類がありますが、皆さんの中でお悩みが多いのは血管が収縮から急拡張することで起こる片頭痛、そして肩コリや自律神経の乱れなどがひどくなって引き起こされる緊張型の頭痛だと思います。

どちらも、首を整えることで楽になっていくものです。特に緊張型の方は直接治ると言っても良いほど関連性が深いので、ぜひ実践してみてください。

首を整えることで、頭痛を治すことができるメカニズムを説明しましょう。

ご存じの通り、首は脳と体をつないでいます。

脳から全身に指令を出す神経、体の情報を脳に伝える神経、動脈、静脈という大事な神経・血管が首にはあり、神経・血管の通るスペースは筋肉と筋肉のスキマにあります。

問題なのは、人間の体、特に首には「あまりスキマがない」ということです。

首の血流が悪くなると、筋肉が硬くなります。そして筋肉が硬くなると、さらに大事な神経と血管が通るスペースごと圧迫する悪循環が発生します。神経が圧迫されることで、痛みやしびれが出てくるというわけです。

これが、緊張性の頭痛、片頭痛のダイレクトな原因となります。

頭痛に悩んでいる人は、首押しをすることで首の筋肉を和らげ、神経・動脈を圧迫から解放してあげましょう。同時に首・全身を温めて血流を良くすると、さらに効果がアップします。

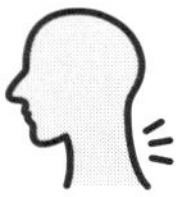

ねこ背・反り腰・巻き肩・ストレートネックは関連している

ねこ背、反り腰、巻き肩、ストレートネックのお悩みについてお話ししましょう。どうして一気に4つの症状を同じテーマにしたのかというと、この4つの症状は実はセットで体に現れるからです。

スタート地点は、ねこ背であることが多いです。ねこ背の姿勢で背中が丸まってくると、呼応するかのように反り腰の症状が進行し、全身がS字状になります。これはどうしてかというと、人間は2足直立歩行をしなくてはならないからです。

全身のバランスを取るために、上部が曲がると補正作用という働きで、下部で逆カーブを描かざるを得ないからです。胸椎でねこ背（上部）の曲がりがひどくなると、腰椎（下部）が反り腰になります。胸椎から腰椎まで丸くなってしまうと、次は両膝関節が前にでて、膝が曲がった状態でなければ立てなくなります。

また、反り腰がひどくなると、上半身が後方に後ろに倒れて来ます。正面を向いていた顔が天井を向くことになります。天井を見ていては生活は出来ませんから顔を正面に戻そうとします。反り腰で大きく後ろに反った位置から頭を正面に向けるためには、背中をさらに丸くして、肩を巻き込まして、さらに首を前に突き出さなければなりません。これでストレートネックとねこ背、巻き肩が完成します。

そして、この4つの症状がさらに進行すると、首がガクッと下がったままになってしまう「首垂れ症」を引き起こすので、できるだけ早い段階で改善しましょう。

そもそもの原因は体全体の硬化にあるので、首を整えることによって血流・脳からの指令を正常化することで効果はあります。ただ、外見でわかるほど背骨のゆがみがある場合は、自分で姿勢の改善をする努力も、同時に行いましょう。

ここでは姿勢を改善するための方法をお話しします。

ねこ背、反り腰、巻き肩、ストレートネックを自分で改善！

まずは全身を鏡で見て、自分の姿勢がどう悪いかを把握しましょう。大きな鏡がない場合は、スマホで十分なので写真を撮ることがおすすめです。写真を撮ると、改善するビフォア・アフターを見比べることができるので、モチベーションのアップにもつながります。

ねこ背、反り腰、巻き肩、ストレートネックの改善のカギは「カカト重心の前屈み」です。

シャキッとした背中を取り戻すために、つま先重心に変えて肩甲骨を後ろにグーッと寄せる、肩甲骨をグルグル回す運動を習慣にしましょう。

眠る姿勢も見直してみましょう。横向き、うつ伏せの姿勢で寝る習慣の方は、「仰向け」で寝る習慣に変えるだけで、だいぶ姿勢が変わってきます。

直接的に、首・背中の骨を動かす運動も必要です。ここで重要なのは、「首・

背中の骨を一本ずつ動かしていく意識を持つ」ということです。

首の場合は、自分の指で骨を一本ずつ押さえることができるので、「今、この骨を動かしている」と確認してみると良いです。

指にチカラが入らないとちょっと難しいのですが、ゴルフクラブのシャフト、杖など、細くて長い棒を横にして首や背中に当てると、首の骨同様に動かしているという意識がしやすくなります。

首も、背中も「骨を一本ずつ動かしていく」意識を持って、とにかくゆっくり、ゆーっくり動かしましょう。ヨガでいうところの「猫のポーズ」「犬のポーズ」も、骨をひとつずつ動かす意識を持つとさらに効果的です。

反り腰の方からは「腰をそらすと痛みが出る。でも、逆の腰を丸める姿勢もやりにくい……」という質問を受けることもよくあります。そういう方は、小学生のときの「体育座り」をやってみましょう。膝をかかえながら床に座ると、腰を丸める姿勢が自然にできます。

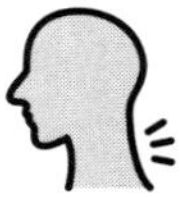

不眠の人は、寝る前の「お腹のマッサージ」がおすすめ

不眠を改善させるためには、自律神経、つまり交感神経と副交感神経の働きを良くすることが大事なので、首押しをすると効果があります。

ということで、不眠対策には首を整えることが大前提。そしてもうひとつ、私が不眠の患者さんにおすすめしているのは「お腹のマッサージ」です。

首が整わないと背中、首、肩などが硬化してくる、というお話をしましたが、同時に「お腹」も硬化します。

「何を言っているの、私のお腹周りは贅肉たっぷりで柔らかいわよ！」という明るい冗談はさておき、お腹の硬化は体内のもっと深部の話です。

腸などの内臓は、「腸間膜《ちょうかんまく》」という結合組織によって背骨にぶら下がっていて、腸間膜の中には動脈・静脈がたくさん通っています。首が整わずに血流・自律神経の働きが悪くなったり、大きなストレスがかかったりすると、この「腸間膜」が少し硬くなってしまいます。昔から漢方のお医者さんはお腹を触診しますが、やはりお腹の硬さは全身の健康と深い関係があるのです。

腸間膜が硬くなると、腸・小腸の動きも阻害してしまうので、老廃物を排出する働きが弱くなってしまいます。こういうときは水分をしっかり取ること、そしてお腹をマッサージして絞り出してあげると、老廃物をスッキリ流すことができます。お腹のマッサージの方法は、第4章の「自律神経を整える、小さな習慣」で詳しく説明しているので、実践してみてください。

「内臓体壁反射《ないぞうたいへきはんしゃ》」という言葉を聞いたことがあるでしょうか。

これは、内臓の疲れ・機能低下があると、肩コリや頭痛などの症状が現れることを言うのですが、不眠に悩む方も内臓をケアすることで改善されることが多いようです。内臓の疲れと、体の疲れはつながっているのです。

内臓を大事にするために、食べ過ぎ・飲み過ぎは控えましょう。ちなみに、たくさん食べた後には眠くなりますが、これは消化のために血流が胃腸に集中することと、血糖値が急上昇して急降下することが原因で一時的に眠気が襲ってくるだけなので、「質の良い睡眠」とは別の話です。また、たくさんお酒を飲んで寝るのは、睡眠ではなく気絶だそうです。

不眠に悩んでいる方は、布団に入りながら自分でお腹のマッサージをしましょう。消化を助けて老廃物を流し、自律神経の働きを活性化することで、良い眠りにつながると思います。

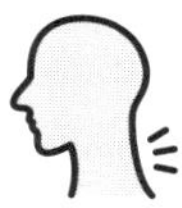

自律神経失調症の人は「健全な疲労」が足りていない

最近、自律神経失調症に悩む方が増えているな、と実感しています。大人の不定愁訴や五月病もそうですし、子供たちの不登校などの原因になる起立性調節障害も、自律神経の乱れが関係しています。

自律神経が弱まると、まずダイレクトに不調が出るのは胃腸です。消化液の胃酸のコントロールが乱れて胃自体が荒れてしまうのです。精神的に不安になると胃痛になる、緊張すると下痢をするという症状は、思い当たる方も多いのではないでしょうか。

血流や呼吸にも関係するので、不眠、だるさ、脈が速くなる、動悸がする、呼吸が浅くなるなどの症状も出ます。温度調整機能が乱れ、のぼせ・ほてりや冷え性などの悪影響が出てきます。

ところで、自律神経とは何なのでしょうか。

人間には、生体恒常性（ホメオスタシス）が備わっていて、自分の体温・血糖・免疫を一定に保とうとする機能があります。そしてこの生体恒常性を保つために働いているのが自律神経です。自律神経には2種類あり、アクセルが交感神経、ブレーキが副交感神経と考えるとイメージしやすいと思います。

交感神経・副交感神経の働きが良い状態が、自律神経の調子が良い状態であり、自然治癒力も高まります。

筋肉を鍛えて、「健全な疲労」を味方にしよう

首を整えることは自律神経を整えることにつながるので、首押しはぜひ続けましょう。

そしてもうひとつ、意識的に運動をして「筋肉」を増やすことをおすすめします。

筋肉不足は姿勢悪化の原因になるので、自律神経の働きを妨げます。

そして何より、筋肉が足りないと基礎代謝が弱くなり、体温をうまく上げられなくなります。一言で言うと、エネルギー不足に陥ってしまうのです。

エネルギー不足が慢性化すると、朝起きることがつらくなり、外に出て活動することも嫌になってきます。この悪循環を断ち切るために、積極的に運動をして「筋肉」を増やすことが有効、というわけです。

自律神経が弱い人は「力を抜くこと」が苦手なタイプな方が多いです。実はこれに対しては簡単な方法があって、全身でも手先でも、グッと最大限の力を入れてから解放すると、反作用で誰でも自然に「力を抜くこと」ができます。自律神経をうまく働かせる原理も同じです。

積極的な筋肉トレーニングで交感神経をグッと高ぶらせてアドレナリンを放出すると、トレーニング後には副交感神経にシフトしていきます。運動をすることで、2つの自律神経を健全に使うことができるのです。体調が悪いからと1日中ゆったり過ごしていてはダメなのです。

自律神経失調症は、とらえどころがないので治療家としても厄介なのですが、お悩みの患者さんに共通しているのは、「健全な疲労」が足りていないという点です。

例えば若い世代で自律神経失調症が増えているのは、スマホばかり見てしまう生活と無関係ではないように思えてなりません。首を前傾させたままの姿勢で体に負担をかけ、大量の情報とブルーライトで脳を疲れさせる状況は、不調の引き金になります。

運動は、有酸素運動、筋トレ、ストレッチの3種類をバランスよく行うことがポイントです。トレーニングを行うことで、筋肉をしっかり増やして、自分を上手に疲れさせ、メリハリのある体調を手に入れましょう。

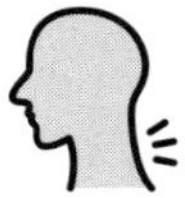

忘れるように痛みが消える、首押しプログラム

第2章では、皆さんのお悩みが多い症状を中心に、首押しとの関連性をお話ししました。

この他にも、手のしびれ、顎関節症、目の疲れ・かすみ目・まぶしく感じる、目の周りがピクピクする、めまい、耳鳴り、鼻づまり、鼻血などに悩んでいる方にも、首押しを毎日やってみてほしいと考えています。

どのくらいの期間、続ければいいの？

さて、どのくらいの期間、首押しを続ければ、悩みが解消するのでしょうか。

「人にもよるし、状態にもよるので、一概には言えない」というのが正直なところなのですが、ある程度は治癒の目安がわからないと、続ける意欲も湧きませんよね。ここでは、私が治療院で患者さんと向き合っている実感から、だいたいの期間をお知らせします。

さすがに三日坊主ではダメですが、**1週間も続けてもらうと、良い効果を実感できるようになります**。

「良い効果」というのは、首の可動域が広がる、首コリ・肩コリが楽になる、という直接的な効果です。ボーッとしていた頭がシャキッとしてきた、という声もよく聞きます。

基本的には、首から距離の近い部分の症状は早く良くなり、遠い部分の症状は時間が掛かります。

具体的に言うと、頭痛や首コリ・肩コリは1週間で良くなり、首の痛みは1ヶ月で半減、手のしびれは3ヶ月〜半年でだんだん良くなっていきます。

首から遠い部位にあたる手足や、背中の痛み、腰の痛みなどは、3ヶ月ぐらいで改善の兆しは見えますが、楽になるには半年〜1年以上はかかります。

長期戦になるのは、症状がとらえにくい自律神経失調症です。私の闘病のように数年単位でじっくり取り組みましょう。

いずれの疾患も、あるときにパッと治るのではなく、良い・悪いを繰り返しながら徐々に改善していきます。

毎日の習慣として首押しを続けているうちに、気が付いたら忘れるように痛みが消える。

そんなイメージで治癒に向かっていってほしいと思います。

いろいろな悩みが、次々と消えていきます

ご自分のお悩みが解消されるのが数ヶ月先となると、「続けられるかしら」と不安になる方もいるかもしれません。

大丈夫です。首押しは、体を治すための脳からの命令を改善するものなので、いろいろな悩みが次々と改善していきます。

「腰が痛い」「手がしびれる」などのお悩みで治療院に来られる患者さんも、実際に私が診ると首・肩がガチガチに凝っていたり、実は昔から頭痛で悩んでいたり、主訴以外にも体のあちこちに不調をかかえていらっしゃいます。首押しは、あまり意識していなかったり諦めていたりする不調も自然治癒させるメソッドです。

中には腰痛で通っていたのに「妊娠できました」とおっしゃる方も何名

かいらっしゃいました。ご本人は、変わった事はこの治療をした事だけなので関連性があると思っているようです。そう思いたくなるぐらい、腰が楽になっているのですね。

先ほども同じお話をしましたが、首押しの効き目を実感しやすいのは、脳に近いところ、つまり、頭痛、首の硬さ、肩コリ、首・肩の可動範囲です。このあたりの症状が改善したら、あなたの首が整い、脳の指令が届きやすくなってきた証です。「この延長線上で自分の悩みも治っていく」とポジティブに考えてください。

「そういえば目の疲れが少なくなって、趣味や家事が楽になった」「頭がシャキッとして、運動をする意欲が湧いてきた」。こうなってくれば、あなたの自然治癒力はどんどん加速して回復します。「治っていく自分」を感じながら、日々を過ごしてみましょう。

「病院でも治らなかった痛みが治療院で治った」と言う方は、みなさん病院では気付かれない小さな問題の持ち主なのです。

コラム

整形外科医とカイロプラクターが見る、「首が悪い」の違い

カイロプラクターにとって「首が悪い」とは？

首の治療家である私達カイロプラクターにとって「首が悪い」とはどういう状況なのかを説明します。

見ているのは「首の骨の並びが悪い」状態です。

首の骨は7つあるのですが、この7つの骨がきれいに並んでいない時は、そのどれかに少しズレを起こした骨が見つけられます。整形外科の先生が見ている「首の悪さ」とは視点も観点も違います。

首の骨のズレを見つけ、整えることがなぜ大事なのかは、本書を読んでくださっている皆さんには説明不要かと思いますので、ここでは省略しますね。

整形外科医が見るのは「手術が必要か否か」

では、整形外科のお医者さんは首の骨の何を見ているのかと

いうと、「手術が必要か、必要ではないか」の判断基準です。ちょっとした問題を「首が悪い」とは言ってくれません。

手術が必要な首の悪さとは、「骨が折れている（骨折）」、「つぶれている（圧迫骨折）」、「形が崩れている（変形性頸椎症）」、「大きくずれている（すべり症）」、「神経の通る穴が狭くなっている（狭窄症）」などです。ここまではレントゲンで診断できます。

レントゲンでは骨しか写らないので、もっと詳しく調べる必要がある時には筋肉や椎間板や神経まで写せるＭＲＩやＣＴなどの断層写真を使います。これで「椎間板が押し出されている（ヘルニア）」や「神経を圧迫している（神経根症）」などがわかってきます。いずれも、ひどい場合は手術の対象です。その他にも背骨と背骨を結びつける結束バンドのような靭帯が、骨のように固くなっている靭帯骨《じんたいこつ》化症《かしょう》」も忘れてはいけませんね。

病院の検査で何でもわかるのか？

しかし、最新の検査にも弱点があります。それは筋肉に関しての診断力です。

「筋肉が切れている（筋断裂）」は診断できるのですが、例えば肩コリのように、「筋肉の肩の部分が固くなっている（こっている）」ことは画像からは読み取れないのです。実際に患者さんに触ってみればわかることですが、画像診断の対象ではないのです。いずれにしてもお医者さんが見ている首の悪さとは、手術が必要なほど悪いかどうかです。大学病院などの大きな病院ほどそうなる傾向にあります。

診断ができても治療ができない

例えば、「首の骨には手術をするような問題はないけれども、首の筋肉がこっている」と診断をしたとしても、時間をかけて筋肉をほぐす治療をしてくれる病院はほぼありません。細かい問題を指摘しても、そんな小さな問題を解決する処置がないため、「首には特に問題ない」と言われてしまうようです。

この事を患者さん側が正しく理解しないと、また別の整形外科を受診して、同じ検査を行い、同じ診断を受けるの繰り返しになってしまいますので、しっかりと覚えておきましょう。

「このシビレ、血栓じゃないの？」

私の患者さんに医師の方が多いので、治療中に質問したり教えていただいたりしています。

エコノミークラス症候群の際などに、血管内にできる血の塊＝血栓が、脳や心臓の血管に詰まって、命を落とす方がいらっしゃいます。他にも腎臓の血管や臓器の血管を詰まらせて問題になりますが、手足の筋肉の血管が詰まっても、命に関わる問題ではないので話題になりません。ですが、患者さんの理由もなく始まった痛みやシビレのいくつかは、そんな血栓によるものではないかと考えています。血栓が内臓や脳の血管だけに詰まるのはおかしい。逆に手足などで血栓が引っかかるから脳梗塞や心筋梗塞を防いでいる。もはやフィルターの役目をしているのではないか？

この仮説も大学病院の教授に聞いてみたら、「名のある血管の梗塞ならば見落としはしないですよ。それに、血栓はなかなかできないものです。血栓ができると血液検査でわかりますし」という回答でした。

この答えに関しては納得しきれず、私のガンもそうですが、大学病院の専門医と町医者では診断のレベルが違うので、原因不明と言われた痛みの何割かは、例えば、運動もしていない人のテニス肘や、繰り返す足の吊りなどは血管の詰まりから始まったのではないかと疑っています。残りの人生、こんな事を考えながら、また新しい治療方法を見つけていきたいです。

第3章

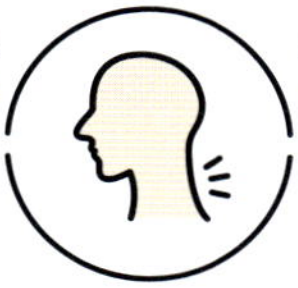

首を整える最高の首押しプログラム

首押しの基本①

押すのはここ!　首の3つの筋肉

首にはたくさんの筋肉があり、重い頭を支えています。
押す場所と押し方によって、さまざまな効果が期待できます。
ここでは、基本となる3つの筋肉を説明します。

首の前（前頸部）

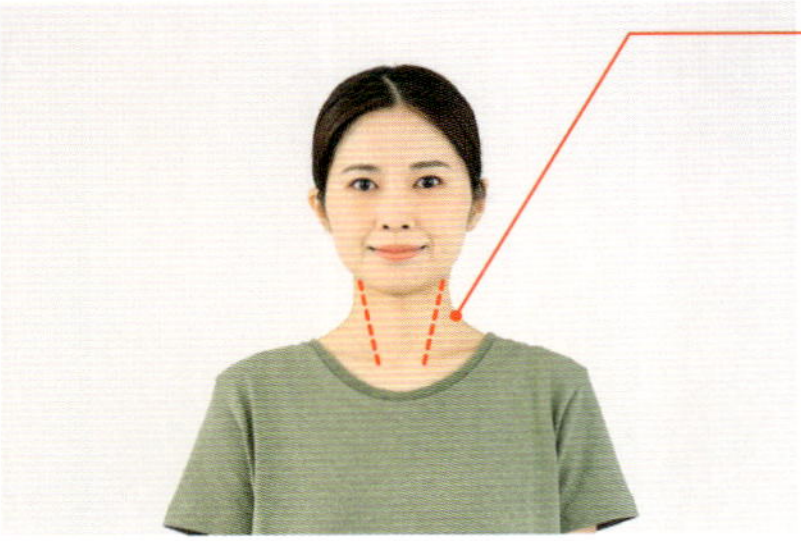

胸鎖乳突筋
（きょうさにゅうとつきん）

首を前に引っ張ったり、左右に回転させる役割を持つ。迷走神経に関係の深い副神経支配の筋肉です。

首の横（側頸部）

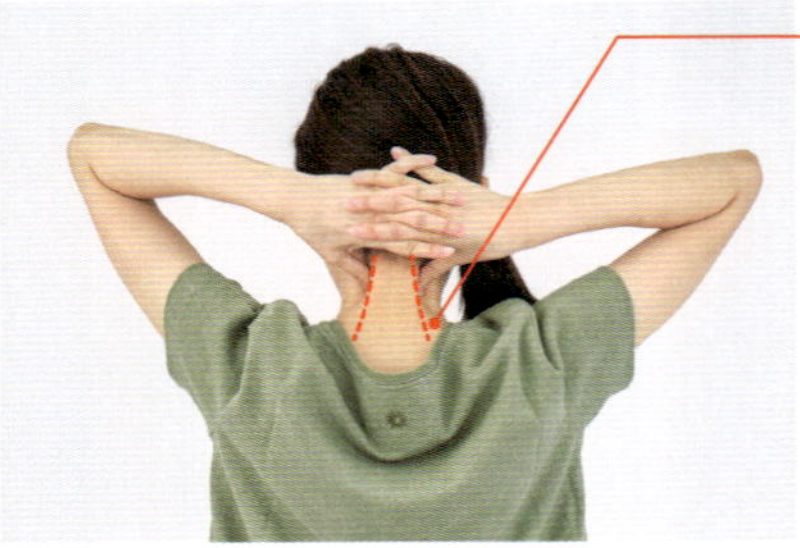

肩甲挙筋
（けんこうきょきん）

肩コリの原因となる筋肉。すぐわきをリンパ管が走っています。

首の後ろ（後頸部）

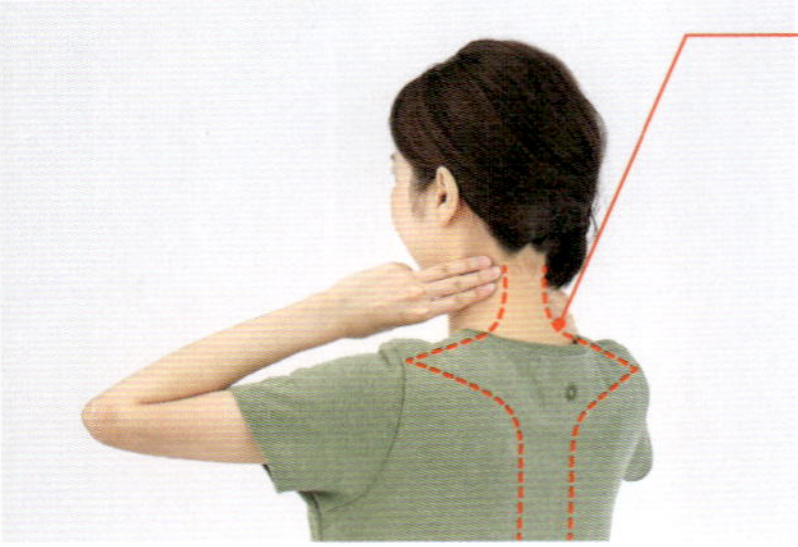

僧帽筋
（そうぼうきん）

姿勢を保つ役割もある。迷走神経に関係の深い副神経支配の筋肉です。後頭部の近辺には頭を支える筋肉が多く集まっています。

首押しの基本②

首は7個の骨で出来ている

背骨は、頸椎7個、胸椎12個、腰椎5個、仙椎1個、尾骨1～2個の計27～28個の骨で出来上がっています。

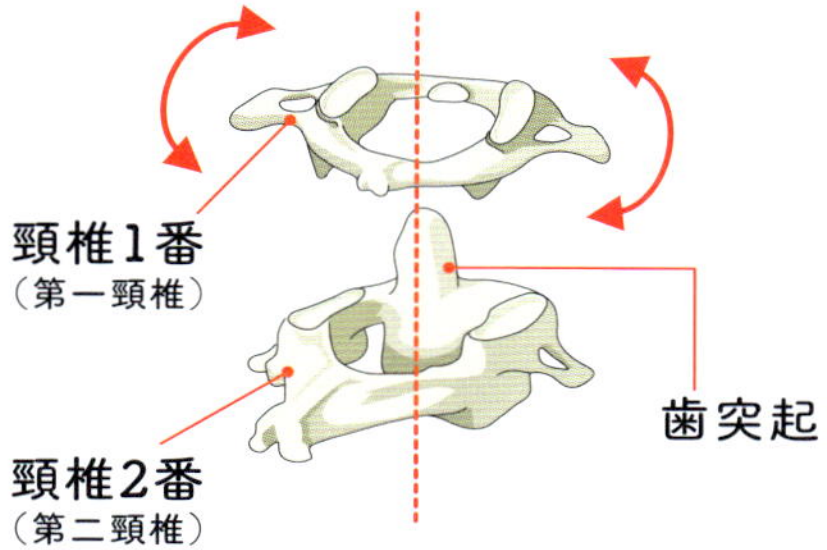

頸椎1番、2番は7個の頸椎の中でも特殊な形状をしています。1番は輪っか状になっていて、2番には歯突起《しとっき》という飛び出た部分があります。2番の歯突起を軸に、1番が回転する構造になっています。

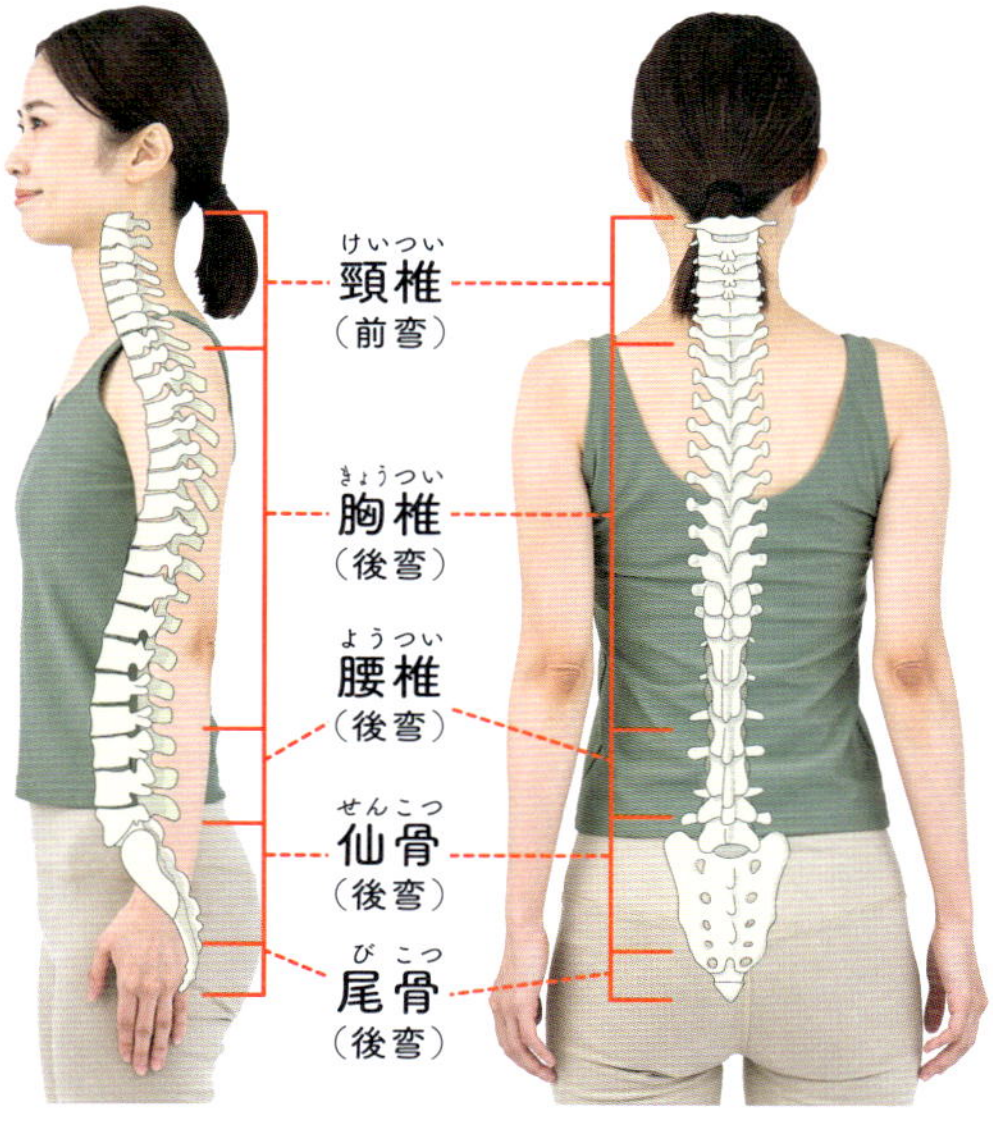

首押しの基本③

首を押すときの指の使い方

指先にどう力を込めるかが大事です。グリグリと円を描くようには押さないでください。筋肉には「始まり」と「終わり」があり、それに沿って押圧を動かすと、血液やリンパ液がきちんと流れます。

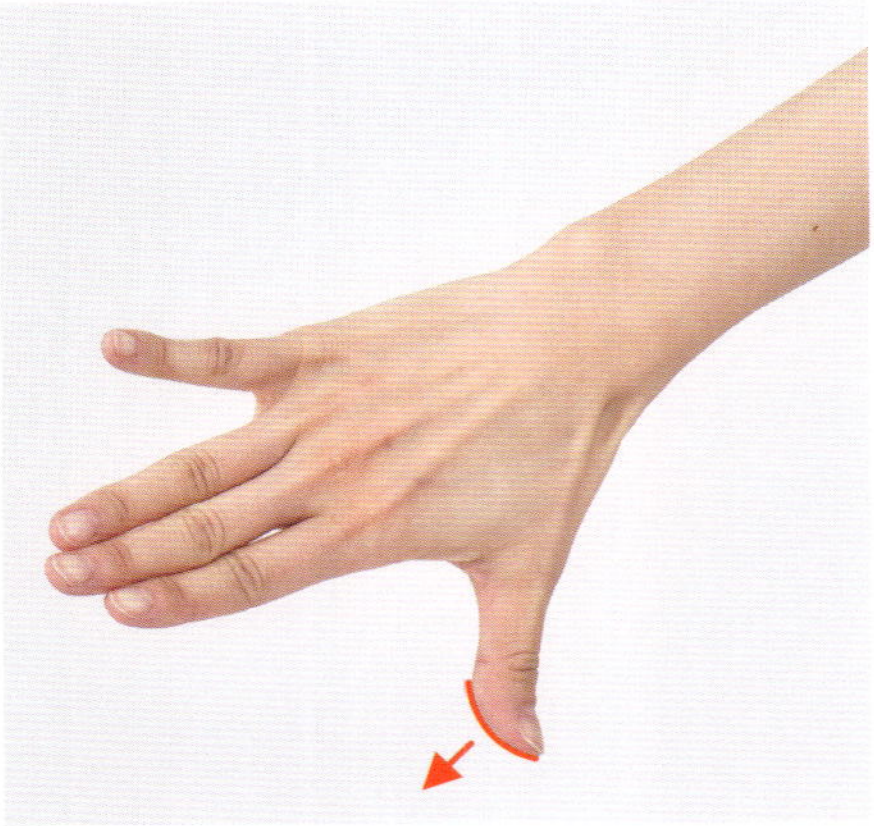

通常母指圧

親指の指紋部を当て、親指以外の4指のどれかを支えにして「テコの原理」を使います。弱い力でも圧力が奥まで届き、指を痛めません。

直角母指圧

親指の先端を使って、ねじりこむ動きをします。手首や腕を回転させ、指先を食い込ませるイメージです。

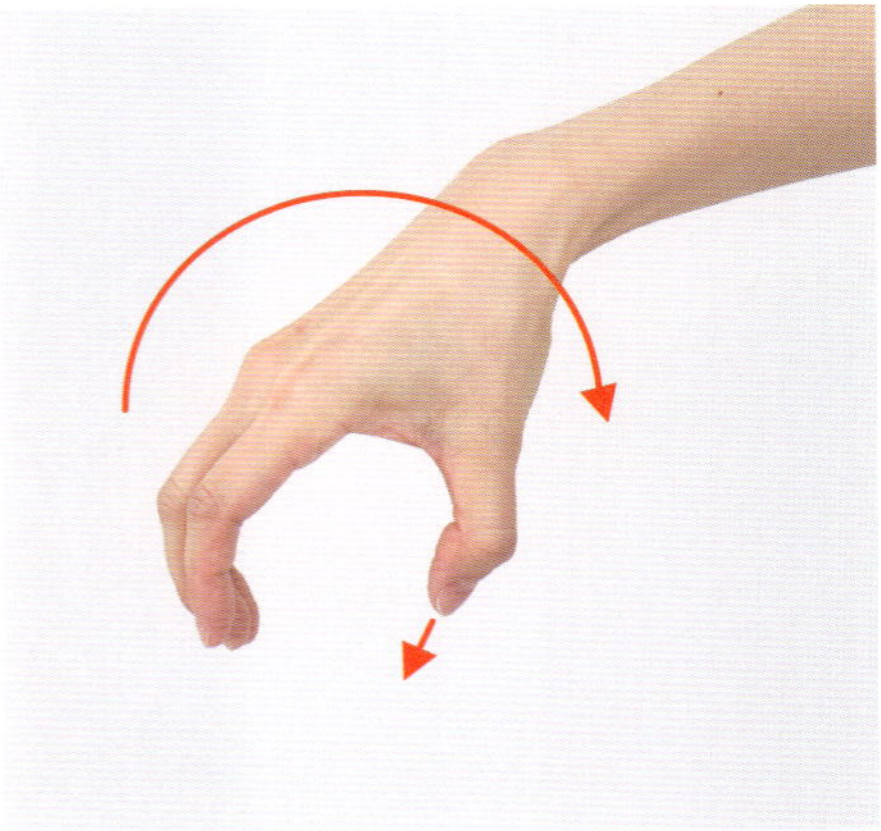

切手を貼って
投函ください

郵便はがき

1 4 1 - 0 0 3 1

東京都品川区西五反田
2－19－2 荒久ビル4F

アチーブメント出版（株）
ご愛読者カード係 行

お名前《なまえ》		
ご住所	（〒　　　-　　　）	都道府県
	市区町村	
建物名	号室	ご職業

お買上 書店名	書店	店
ご年齢　　歳	性別　男 ・ 女 ・ 回答しない ・ その他	

●本のタイトル

●本のことを何で知りましたか？

□新聞広告（　　　　新聞）　□メディア（媒体：　　　　）
□電車広告（　　　　線）　□SNS（どなたの：　　　　）
□書店で見て　□人にすすめられて
□その他（　　　　）

●本書の内容や装丁についてのご意見、ご感想をお書きください

●興味がある、もっと知りたい事柄、分野、人を教えてください

●最近読んで良かったと思われる本があれば教えてください

本のタイトル

著者

ご協力ありがとうございました

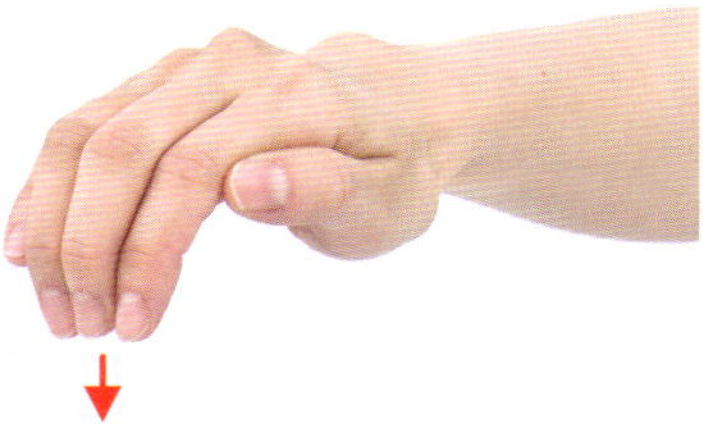

三指圧

親指が疲れたら、人差し指、中指、薬指の3本指で押しましょう。親指よりも細い3指圧の先端で、筋肉と筋肉の隙間を拡げるような押し方も効果的です。

通常指引っ掛け

曲げた三指圧の指紋部で広い範囲の筋肉を押す時に使います。右の首の広い範囲を左手の三指圧で引っ掛け、引き戸を開くように腕の力で首を引っ張ります。

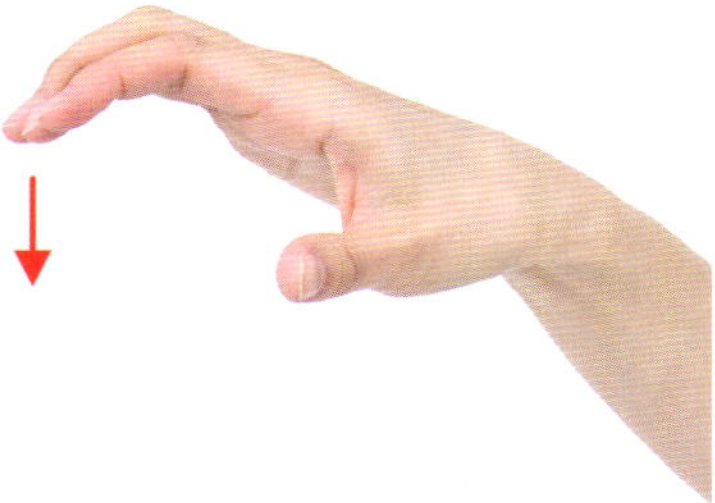

直角指引っ掛け

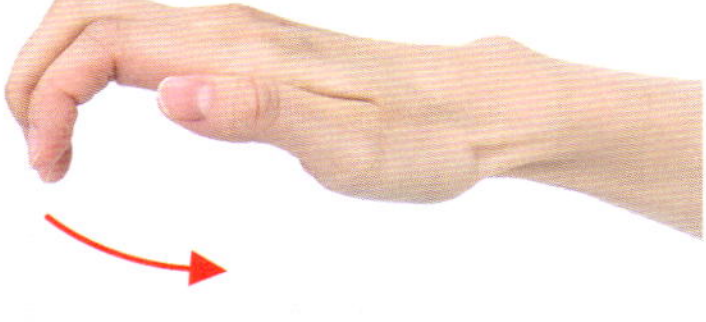

右首を左手の三指圧で、骨際や骨の突起に指を引っ掛ける時に使います。首の骨の動きを良くするために使う技術です。

姿勢が良い人と悪い人

きれいな前傾姿勢を保つためには、毎日の運動が大切です。毎日繰り返し練習してください。悪い姿勢は正面から鏡に映すと、両手の甲が見えます。横から見ると、下の写真の「×」のような状態が悪い姿勢です。

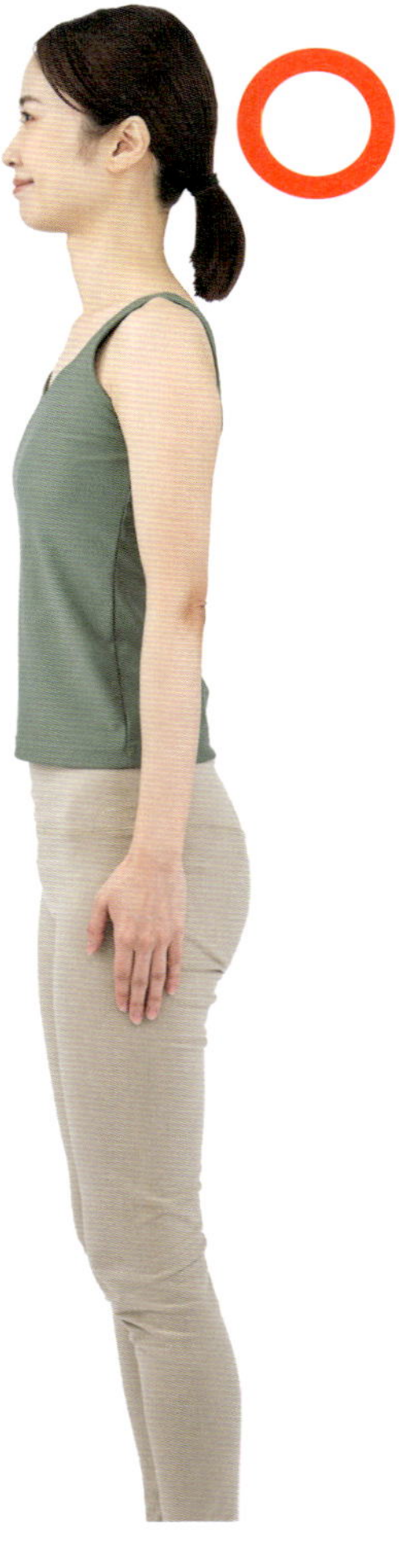

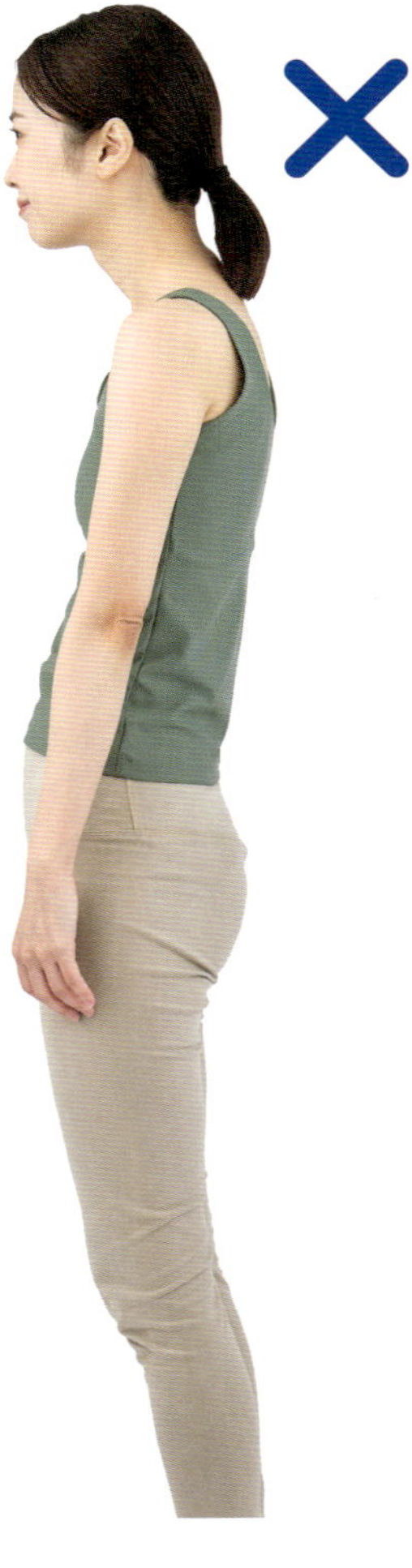

姿勢改善

姿勢を改善する1・2・3体操

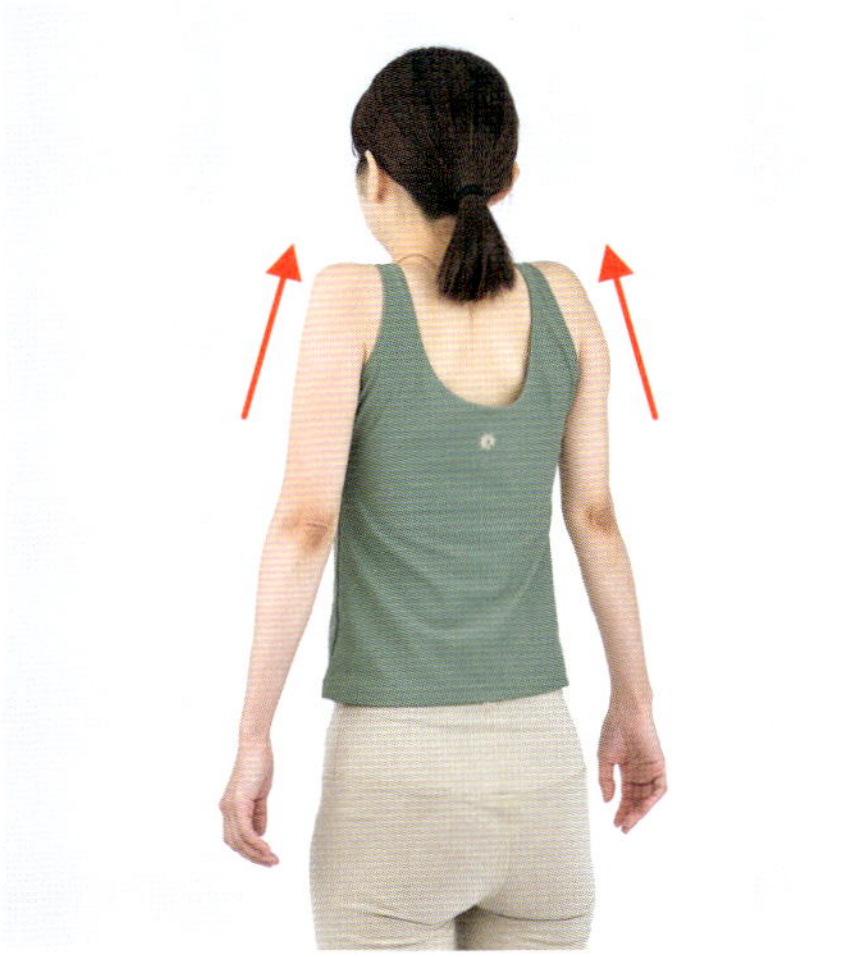

1

両肩をすくめるように真上に上げます。これを10回繰り返します。(P60にも記載)

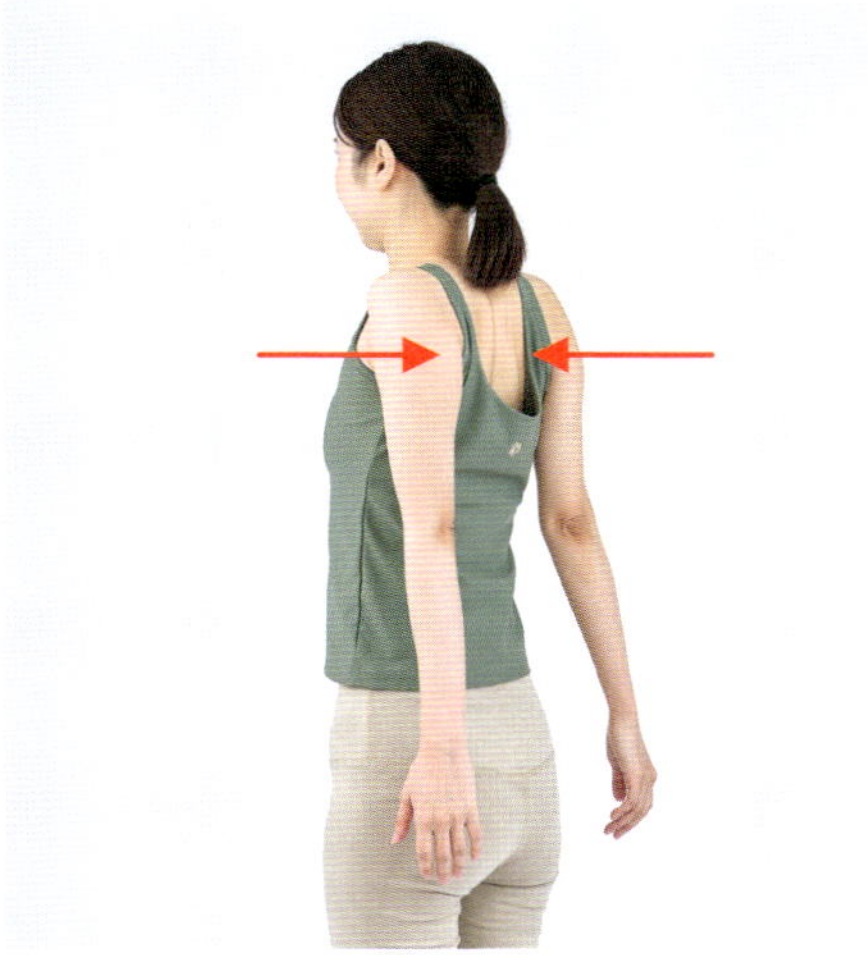

2

肩を上げたまま、肩甲骨を寄せるように両肩を後ろに引きます。(P61にも記載)

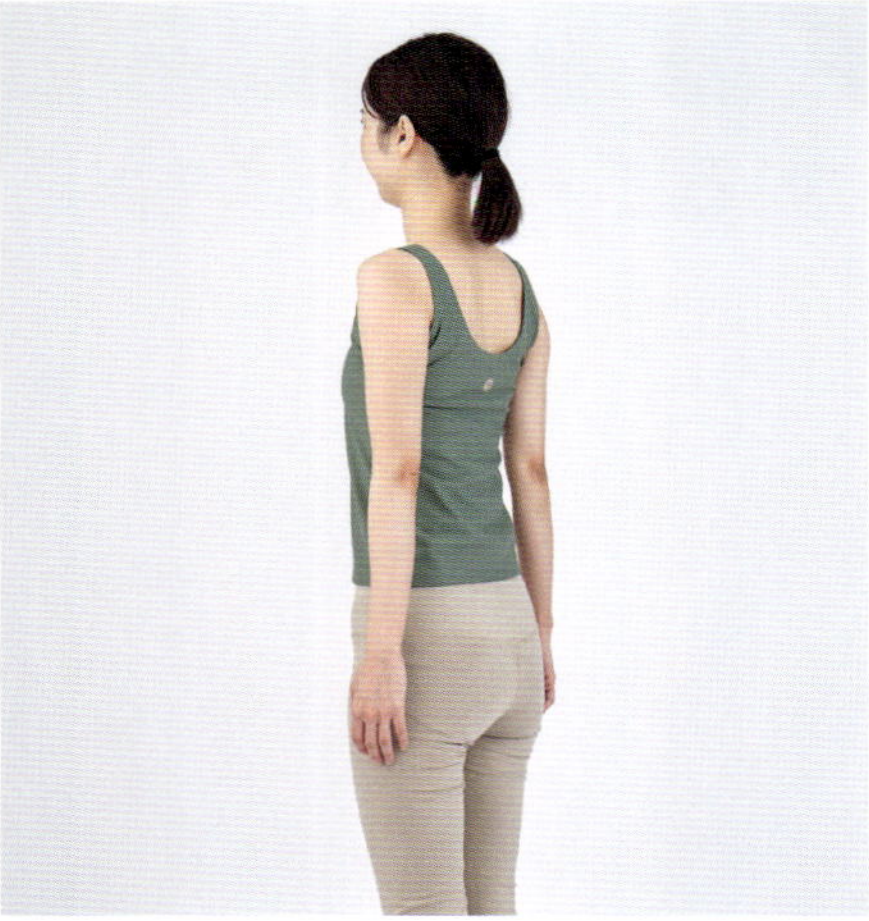

3

そのまま肩をストンとまっすぐ落とすと、正しい姿勢になります。このように②→③の動作を30回繰り返しましょう。

（P62にも記載）

鏡を見ながら姿勢をチェックしよう

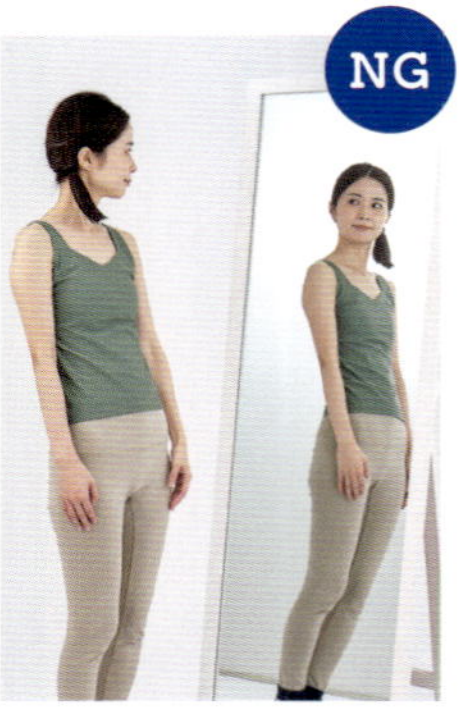

カカト重心でお腹の筋肉のチカラが入っていない。ねこ背・巻き肩・反り腰です。

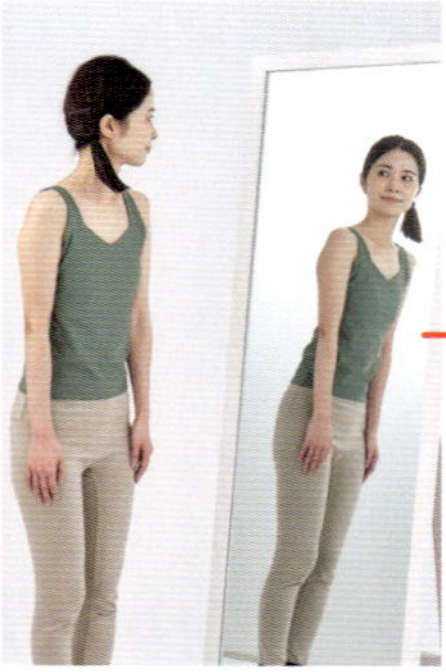

一度、前に体を倒して前傾姿勢にすることで、下腹部にチカラが入ります。

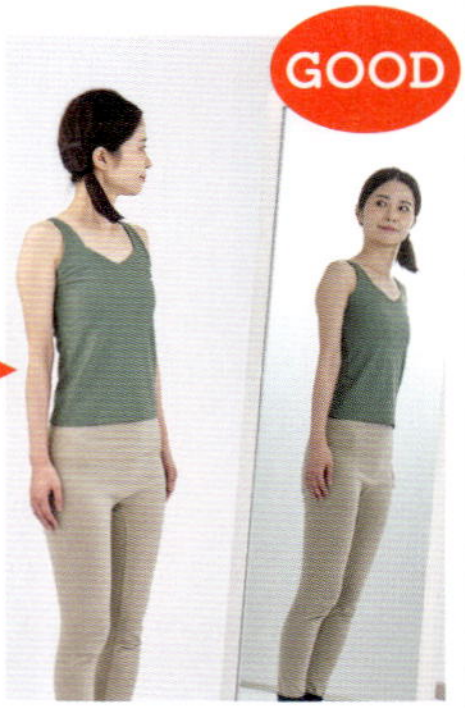

腰の前傾を保ったまま、つま先重心で肩甲骨を寄せて胸を張ります。

首押しプログラム
実践編

ここからは首を押していく上で、首をどのような手順で押せばいいのか、どの部分を押せばいいのかなど、より実践的な内容をお伝えいたします。正しい手順で首を押して、不調を整えていきましょう。

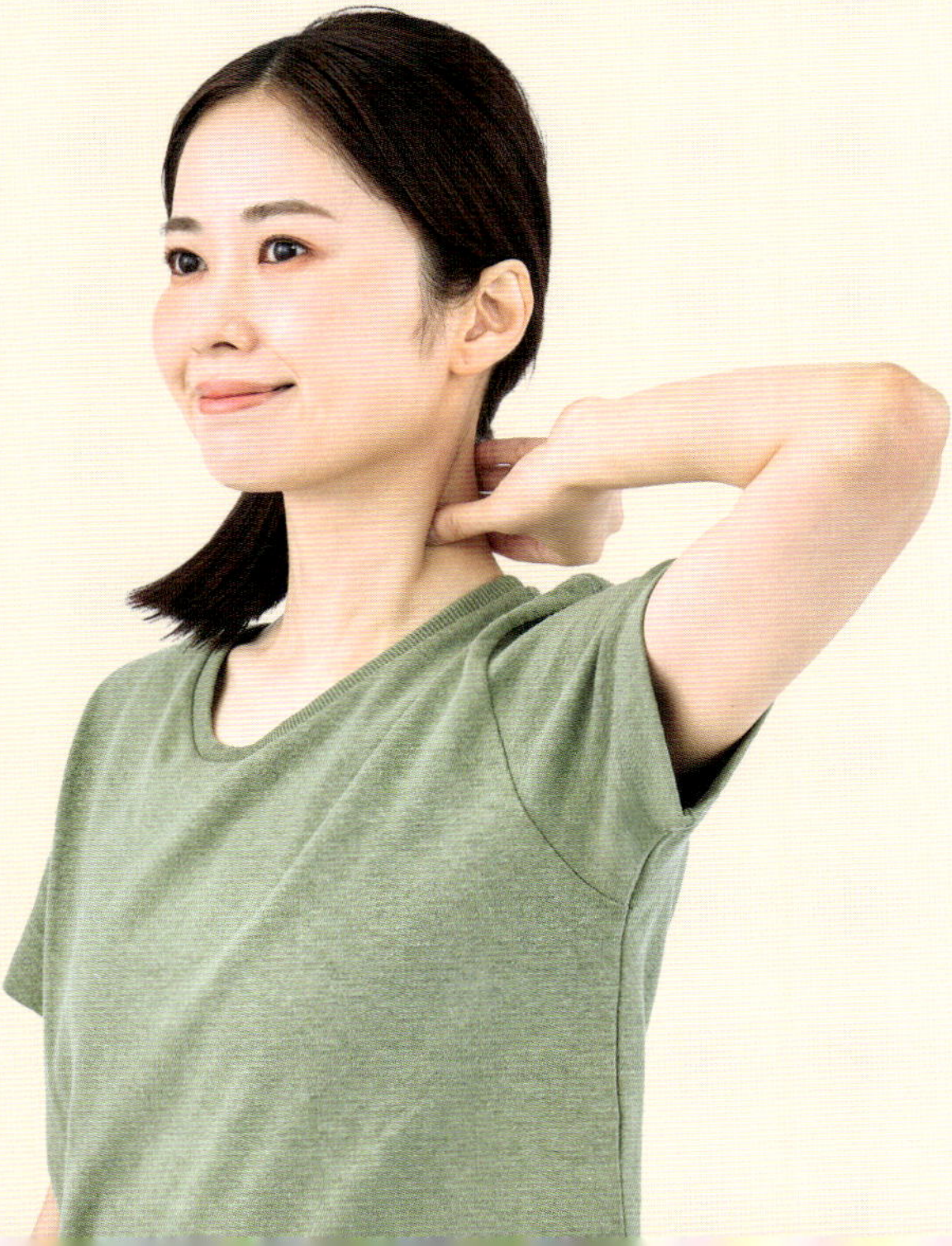

指の位置の確認

さまざまな首押しのスタイルを覚えよう

最初はバランスを崩したり、ふらつく可能性があるので、慣れるまでは安全のために仰向けか、椅子に座って首を押してください。慣れてきたら、立ったままでも首を押せるようになります。

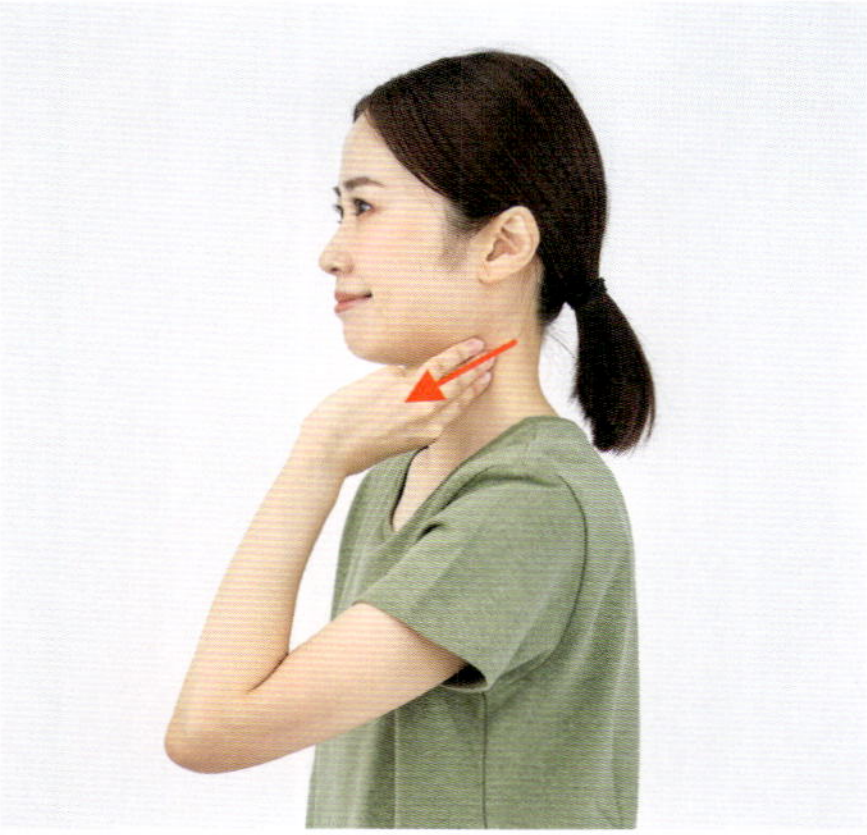

首の真横の少し前

胸鎖乳突筋と斜角筋のスキマには腕に向かう神経があります。三指圧の指先を引っ掛けて後ろから前側に押しずらします。押すと腕がしびれる場所もあるかもしれません。そのような場所を狙って押します。

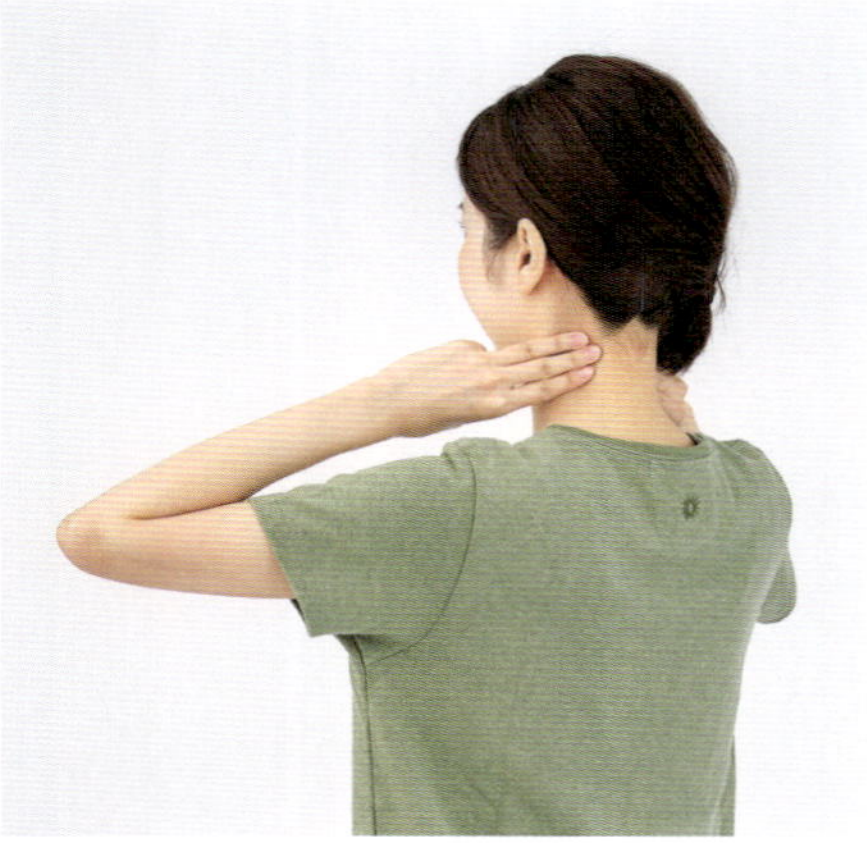

首の後ろ側を押す

肩コリを起こす筋肉のほとんどがここにあります。この場所は筋肉が縦に並んでいて、このスキマに三指圧で指先を差し込み、スキマを拡げるイメージで押してください。

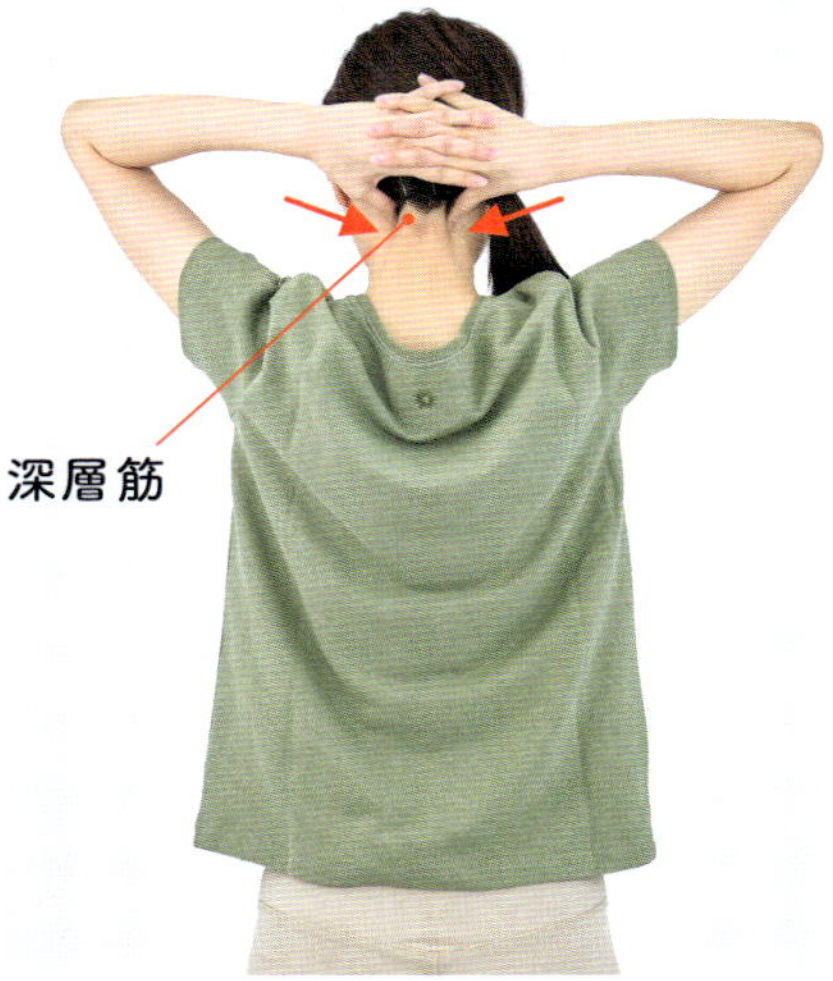

深い位置

後頭部の頭痛はここで作られています。首の後ろ側の深層筋は頭を支える筋肉です。ここにも手を差し伸べましょう。しっかりと筋肉に圧を届かせ、血液の流入量を増やします。母子圧でも指ひっかけでも良いところです。

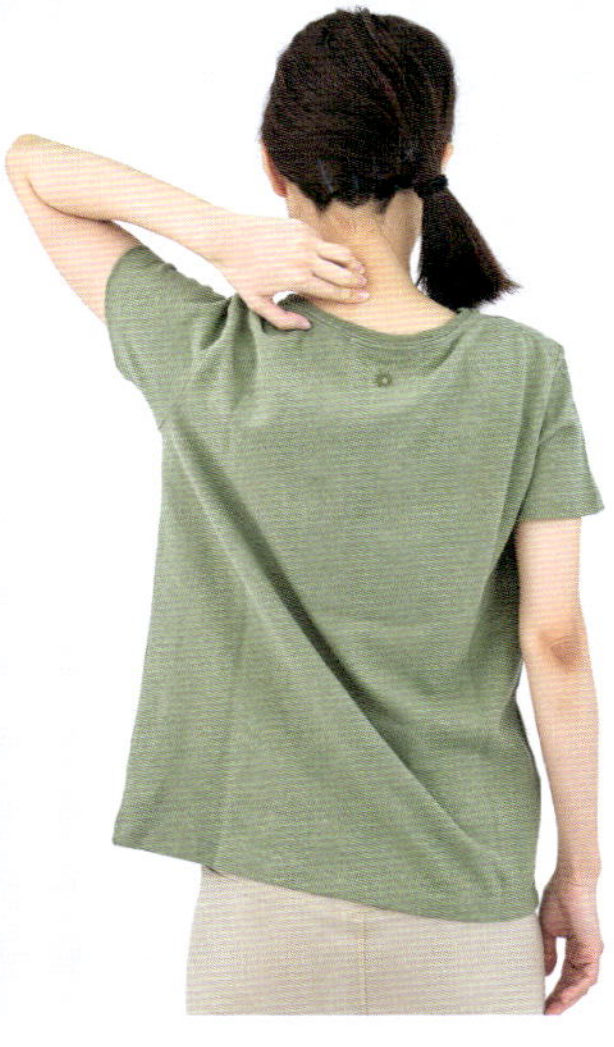

首の真後ろ
ボコボコしたところ

首の真後ろには頸椎の突起がボコボコと触れることが出来ます。ストレートネックの方はより触りやすいです。この部分を三指圧の先端で押しながらあごを上げて天井を見るようにします。10回ほど繰り返してみましょう。

基本の首押し①

通常母指圧で首を押す

1

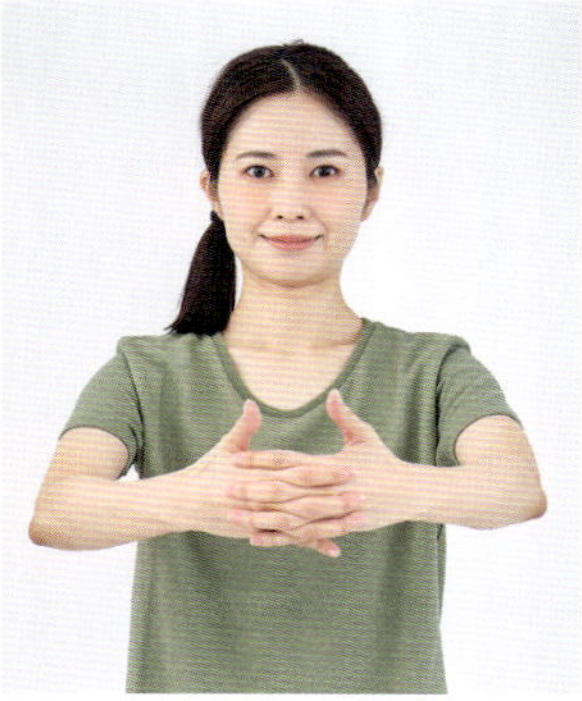

両手の4指を写真のように組み合わせます。

2

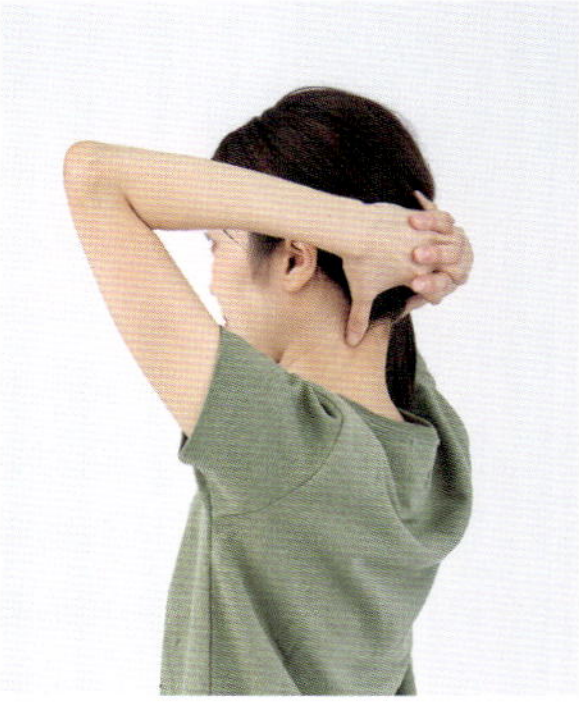

後頭部にのせ、下を向いた親指で首の両側を通常母指圧で押さえます。

3

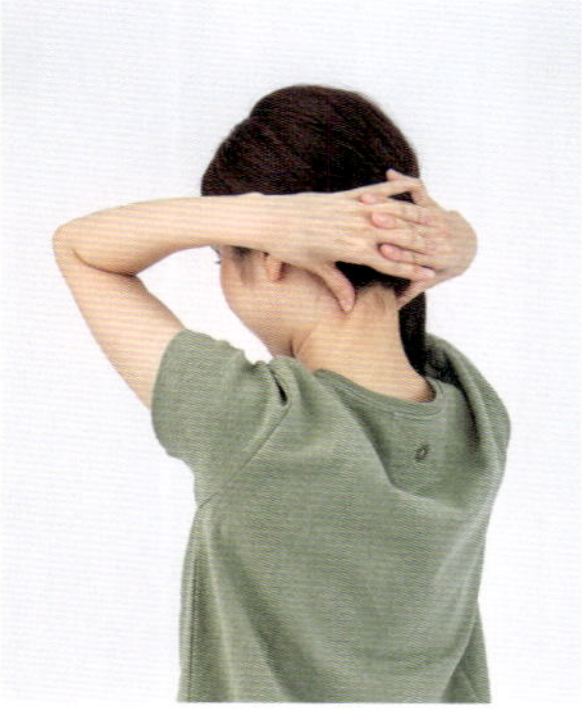

ひじとひじを近づけ、わきを締めるように肘先を下げると、親指に強い圧が集まります。

4

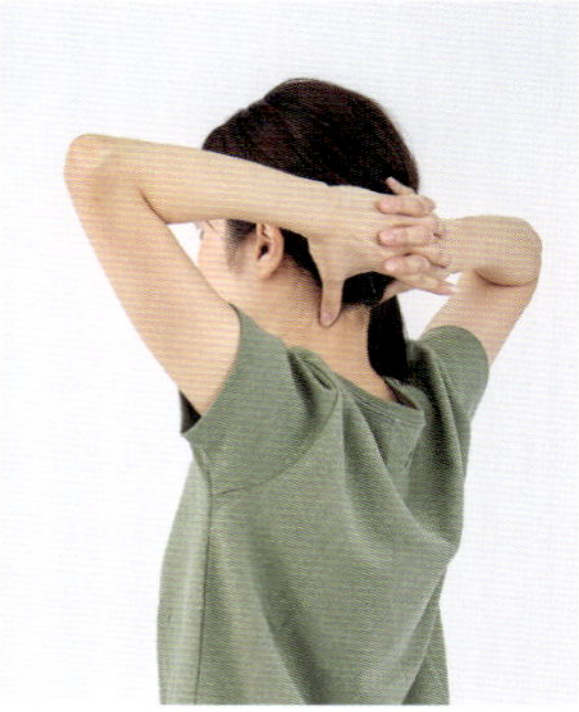

後頭骨の際から始まり、下まで行ったら、また上へ戻り、数ミリずつ、すべての場所を押すようにしましょう。

基本の首押し②

三指圧で押す

首の横側、縦方向に並んでいる筋肉を押します。上から下へ。また戻って上から下へ。数ミリずつ位置を変えながら押しましょう。

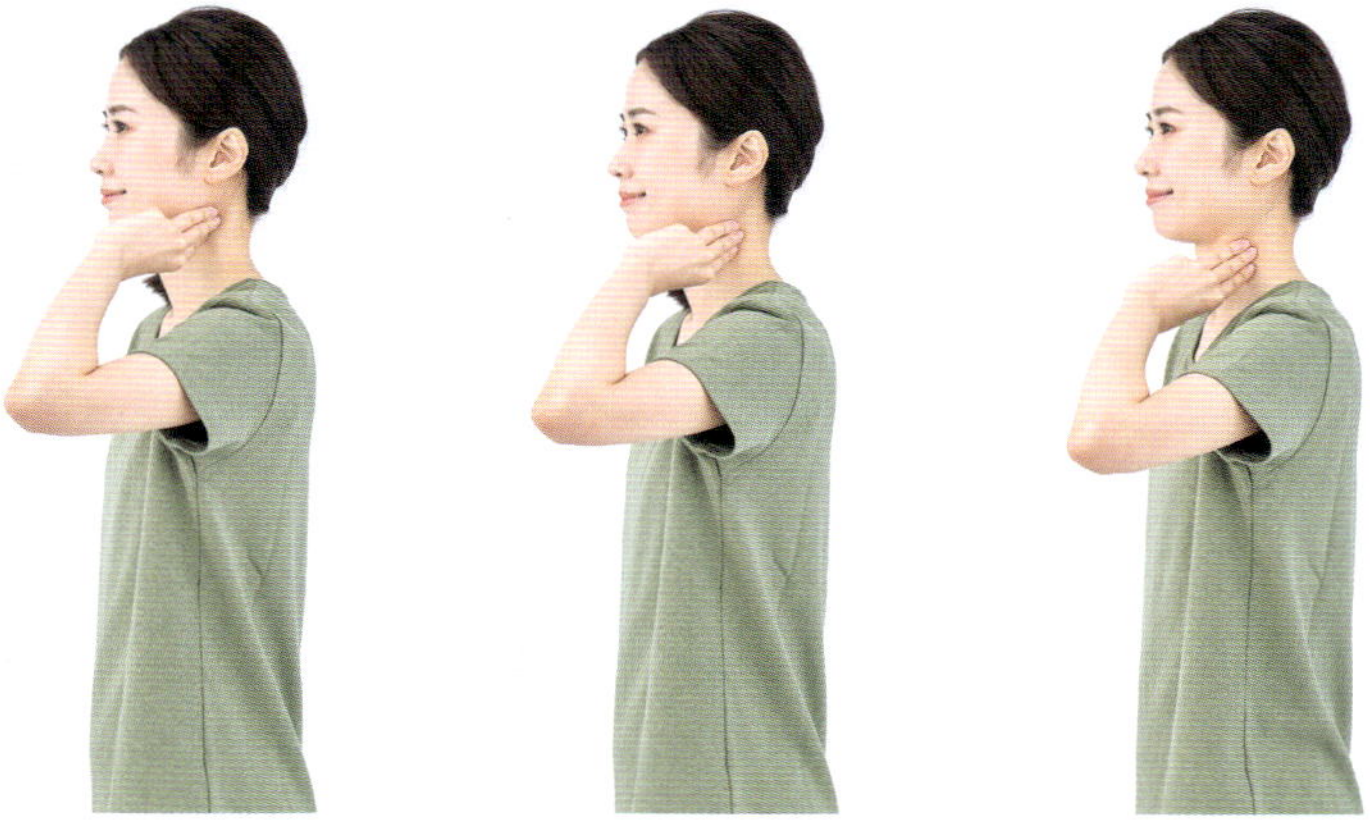

三指圧に疲れたら下向き母指圧に切り替えます。手指の変形がある方は、人差し指を軽く握った人差し指の第2関節で押しても効果的です。

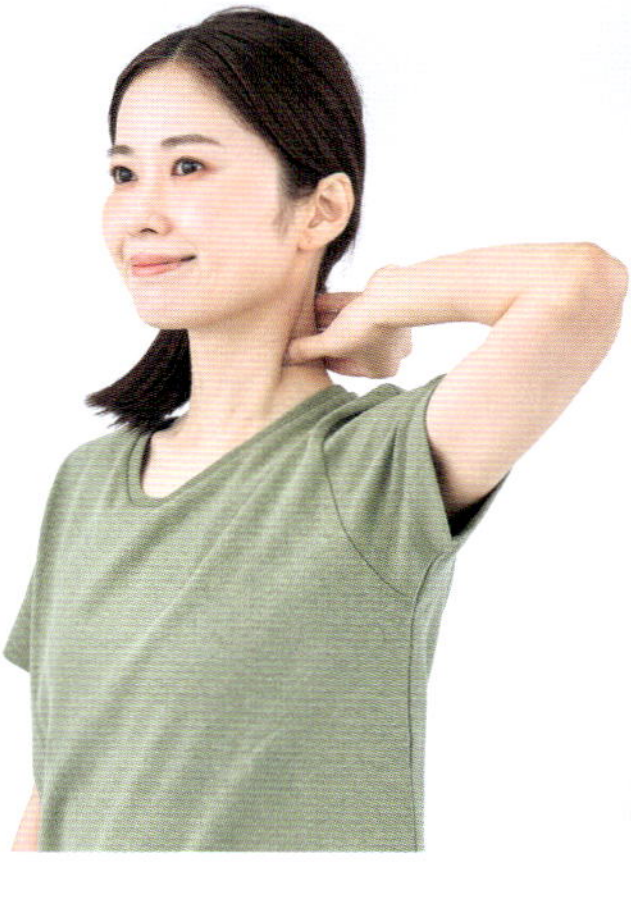

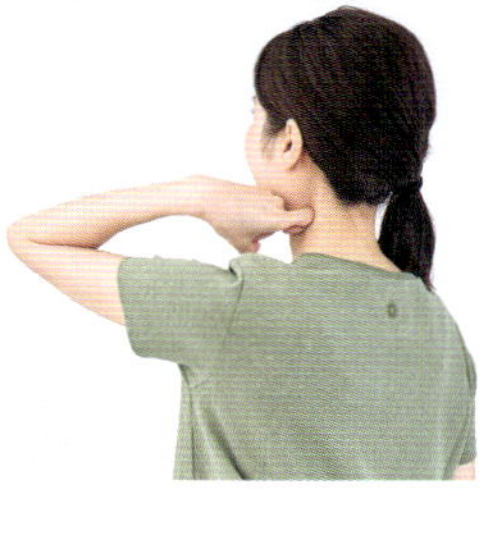

首のストレッチ①

首のコリを改善するためのストレッチ

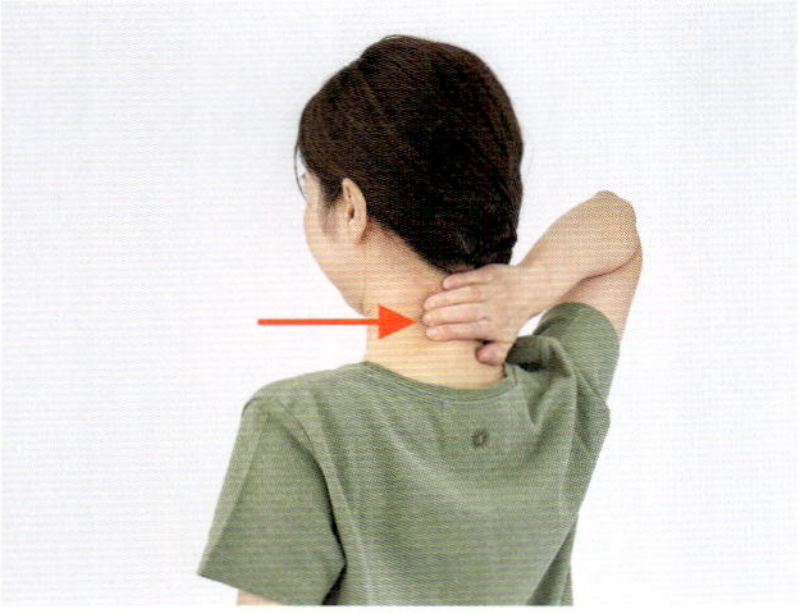

1

首の後ろ側は力が入りにくいため、三指圧でしっかりと押します。押す場所は縦に3列。真横、中間の肉厚部、後方の骨ぎわです。

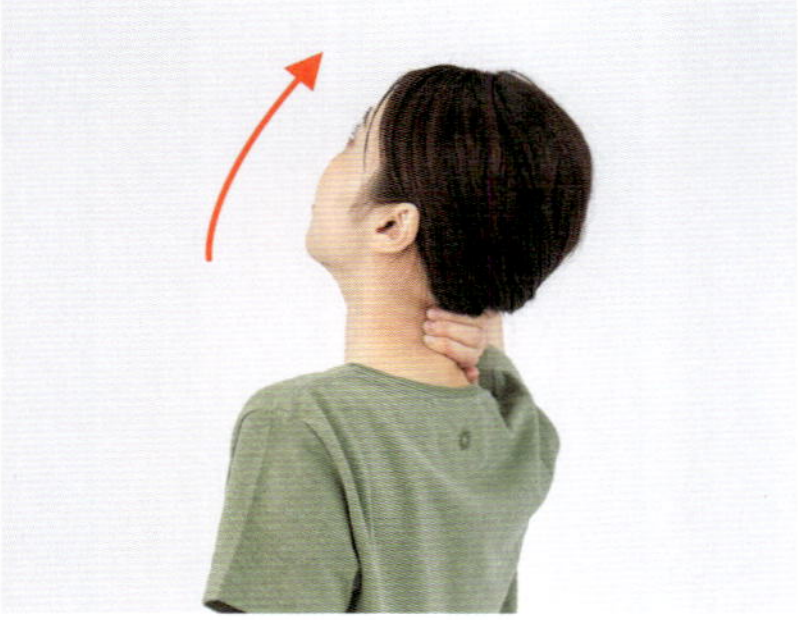

2

曲げた指を引っかけて、引き戸を開けるように外側に引っ張り、頭を上下に動かします。

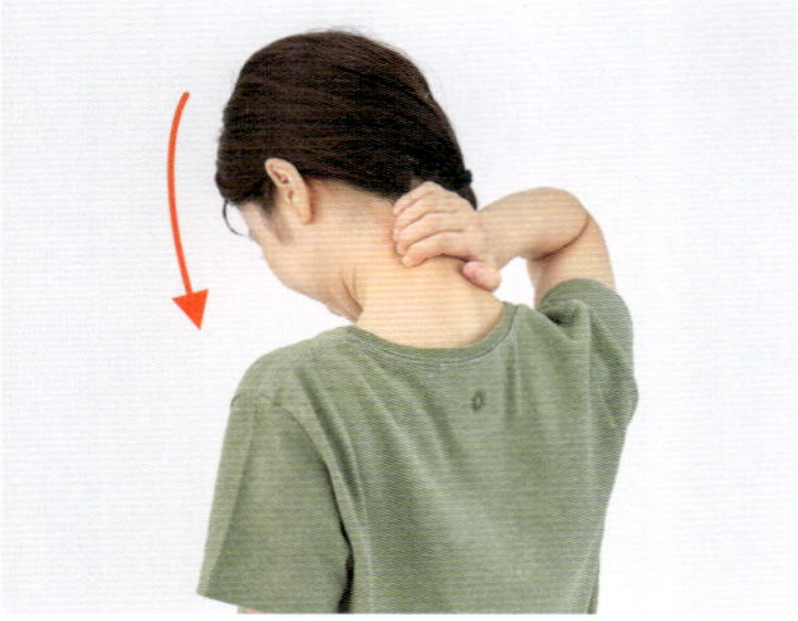

3

後頭部には太い動脈がないので、少し痛いくらい押しても大丈夫です。押す場所を真横、中間、後方骨ぎわと移して、頭の上下運動を続けます。

首のストレッチ②

ストレートネック改善ストレッチ

頸椎の5番6番に三指圧しながら、大きく息を吸い込み、ゆっくり息を吐きながら、10秒かけて上を向きます。そして息を吸いながら頭を元の位置にゆっくり戻します。これを3回繰り返します。

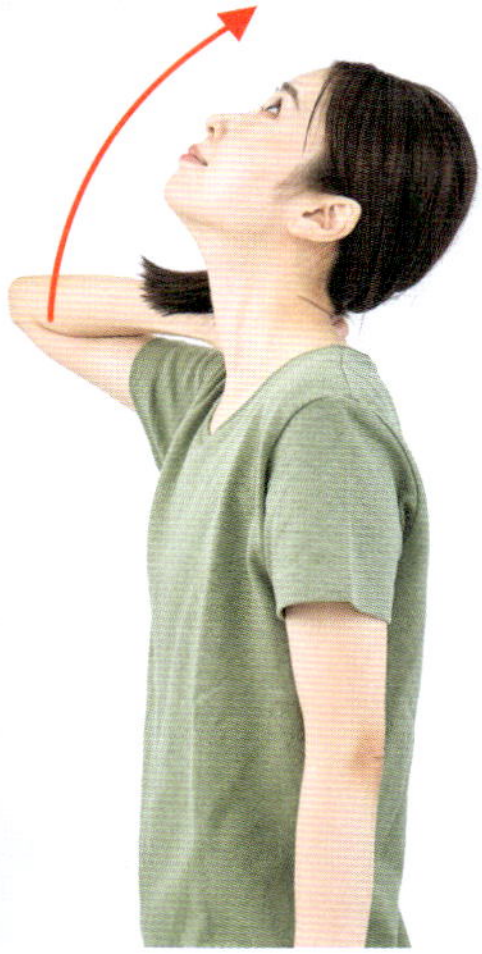

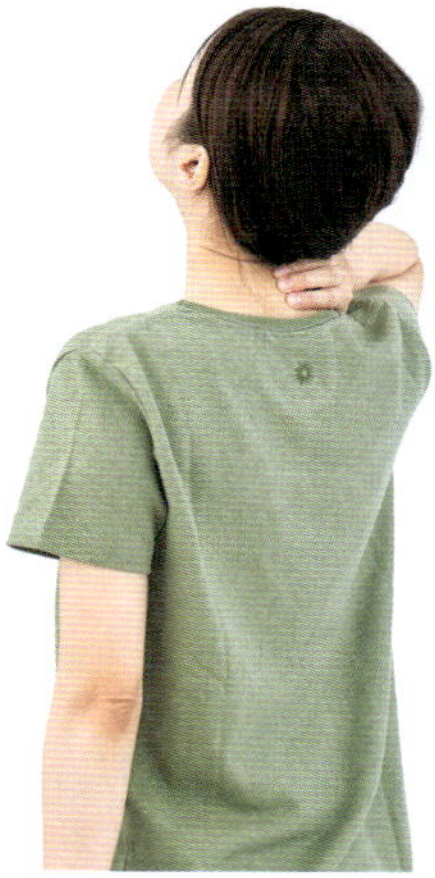

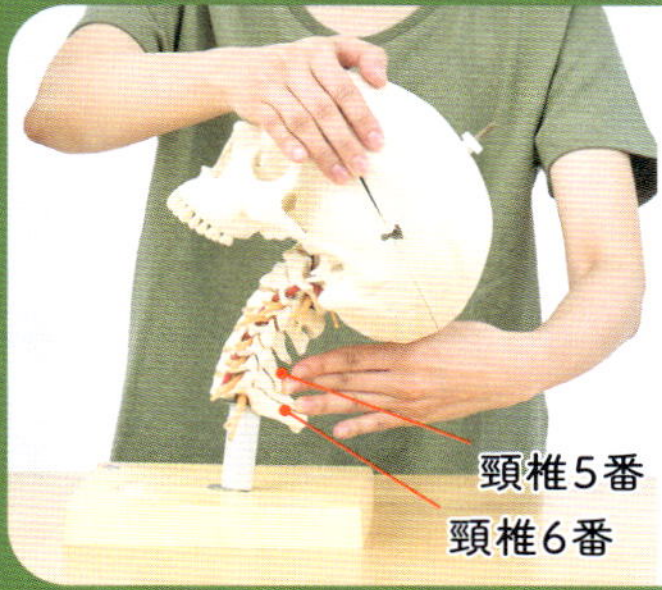

ストレートネックの原因

棘《きょく》突起のおおよその位置。ストレートネックの人は5番6番が突出しているので、ここを重点的に押してあげましょう。

後頭部の指圧

後頭骨と頸椎2番のスキマを広げる

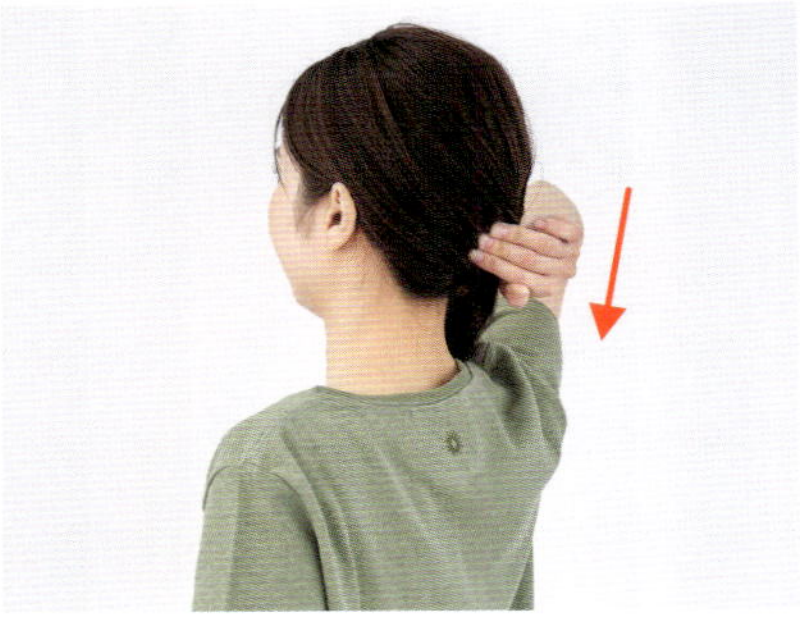

1

右手を後頭骨の左側に当て、後頭骨の丸みを感じながら首までおろしてくる。

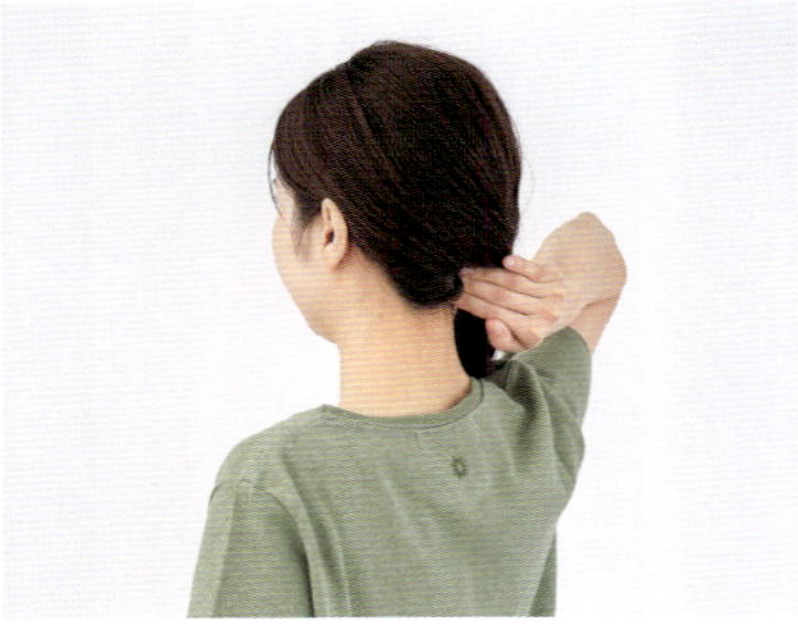

2

指先が後頭骨と頸椎2番のスキマに入り込みます。「ぼんのくぼ」と呼ばれる凹みです。第一頸椎は後方の突起がないので凹んでいます。

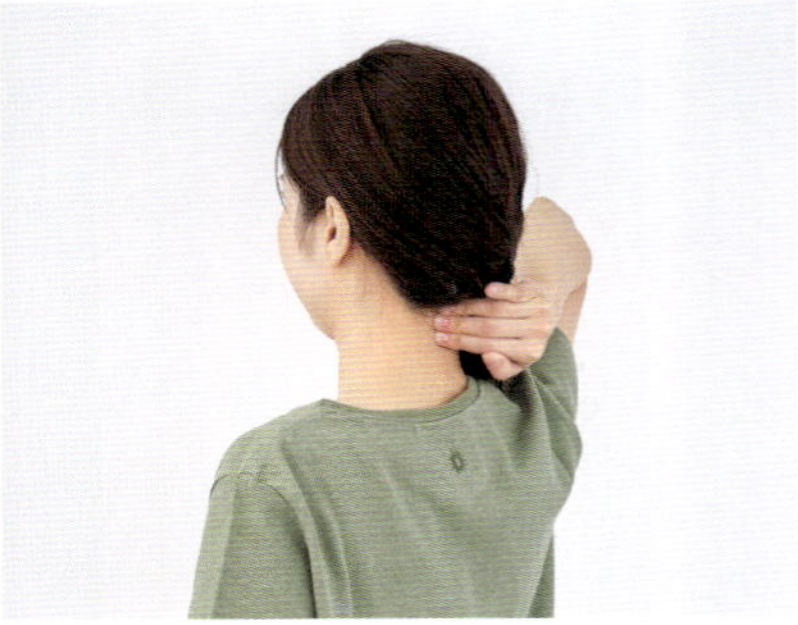

3

その凹みに指先を差し込み、スキマを拡げるようにしっかり押しながら、頭を上下に動かします。

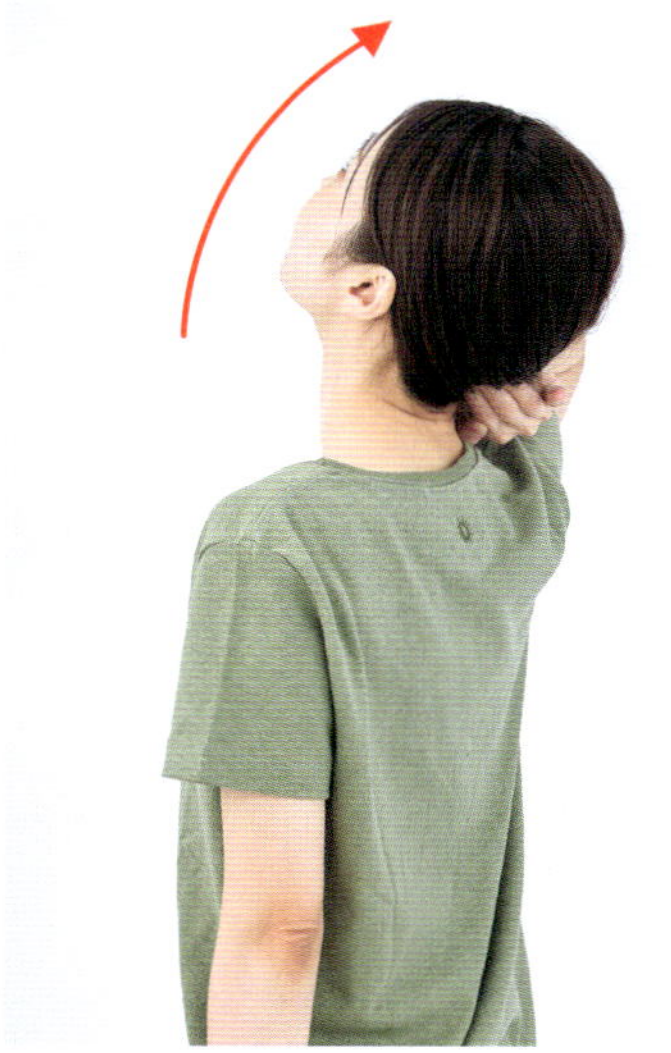

4

上を向いて息を吐きながら5秒ほど止めます。その間も少し痛いぐらいに押します。顔を正面に戻して息を吸って、また上を向いて息を吐きながら5秒止めます。この動作を10回繰り返しましょう。

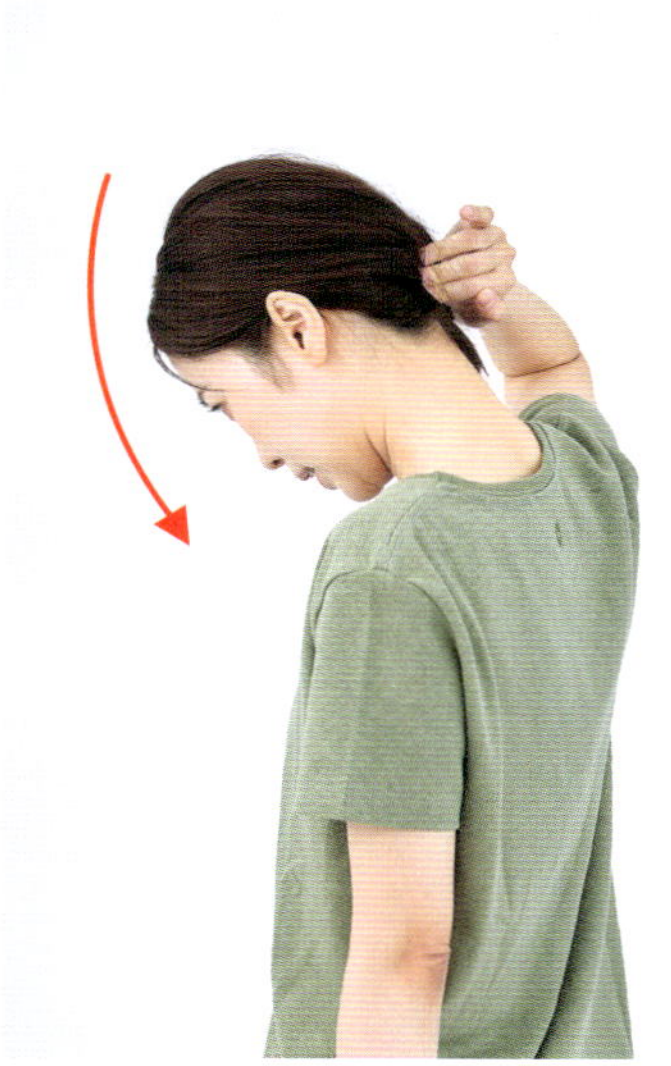

5

下を向いてもう一度「ぼんのくぼ」に指を差し込みます。頸椎1番の凹みですから指に触れている骨は頸椎2番です。頸椎2番を3番（下方向）に近づけるように押す。そして上を向く。これも10回繰り返しましょう。後頭部の頭痛が多いときは首押しをさらにしっかり行いましょう。

あごはざま

第一頸椎を調整する

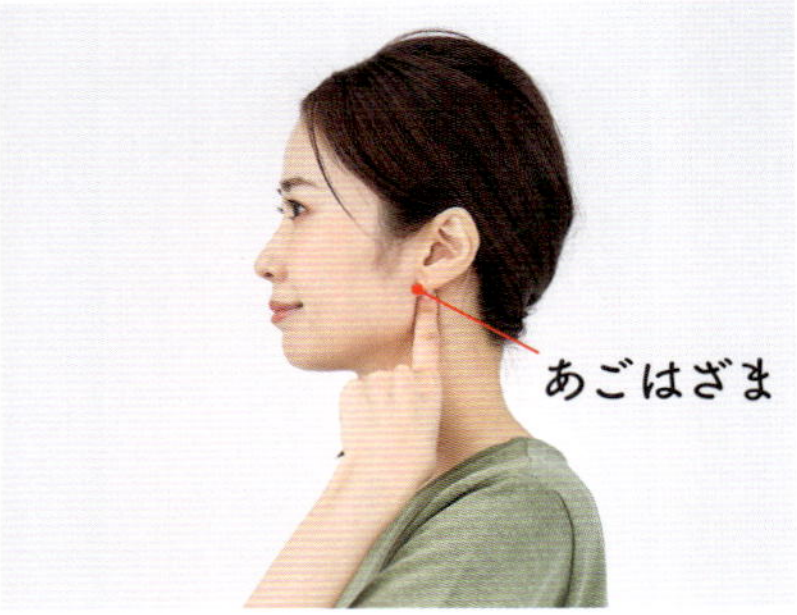

1

耳の真下、下あごの骨に沿って指を上下させると指先が止まるくぼみを「あごはざま」と呼びます。

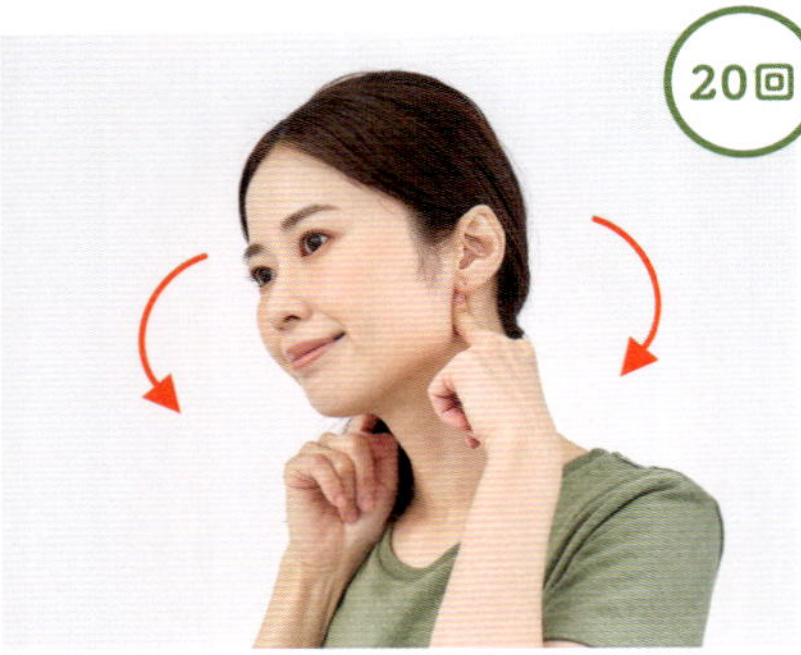

2

20回

人差し指を左右のあごはざまに押し込み、頭を左右に倒す動きを20回繰り返しましょう。

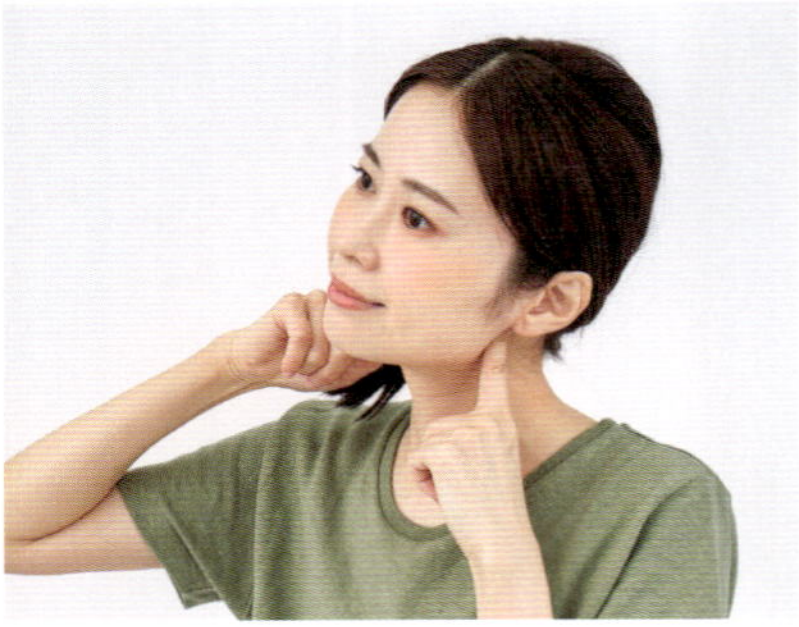

3

喉がイガイガするくらいに押して大丈夫です。

可動範囲

頸椎の可動範囲を広げる

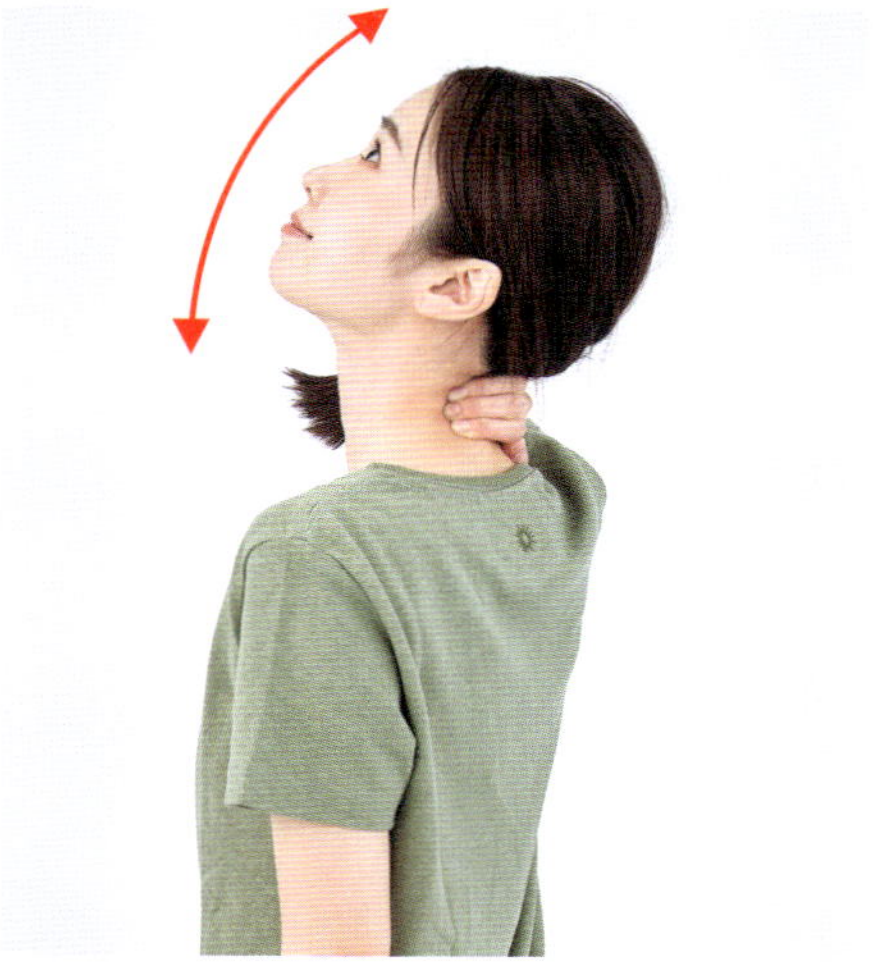

1

左首に右手を引っかけて上下の動きを10回したら、次は左の斜め上に顔を向ける。これを5回繰り返します。

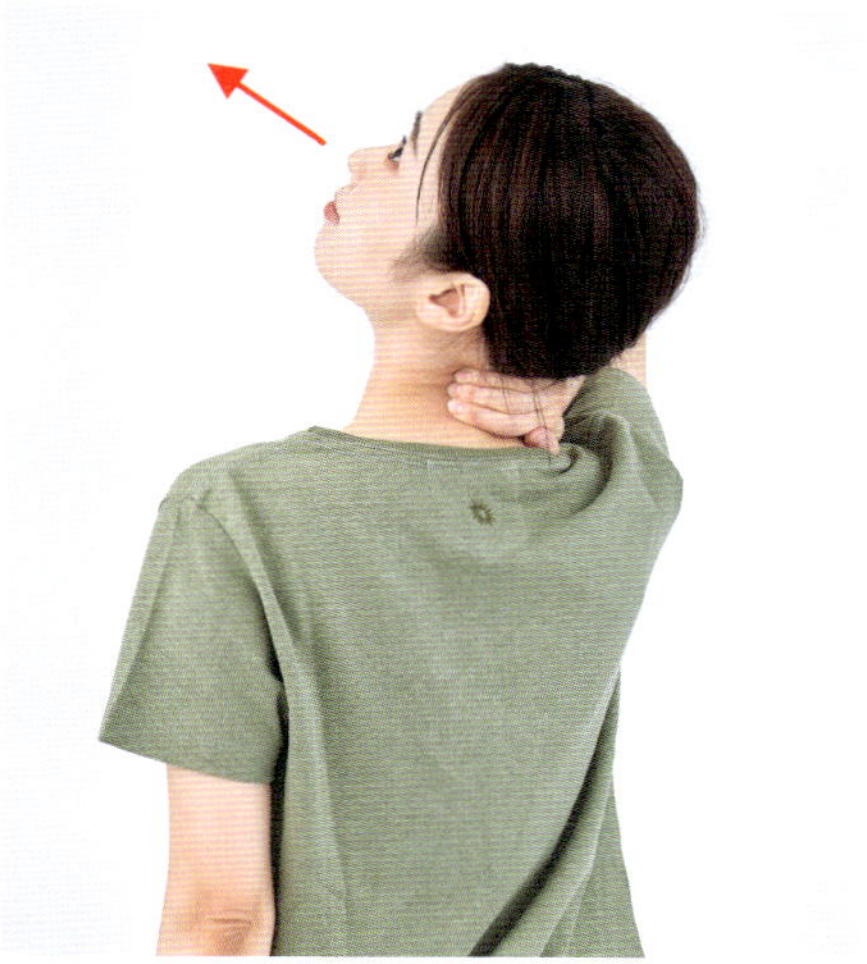

2

息をゆっくり吸って吐いてを繰り返し、できるだけ斜め上に顔を向ける。同じように、反対側も5回繰り返します。

四十肩改善ストレッチ①

肩の可動範囲を確認する

腕の痛みがひどく、夜も眠れないという人もいるのが四十肩のやっかいなところ。動きの範囲を拡げて、症状を改善させるにはストレッチが効果的です。

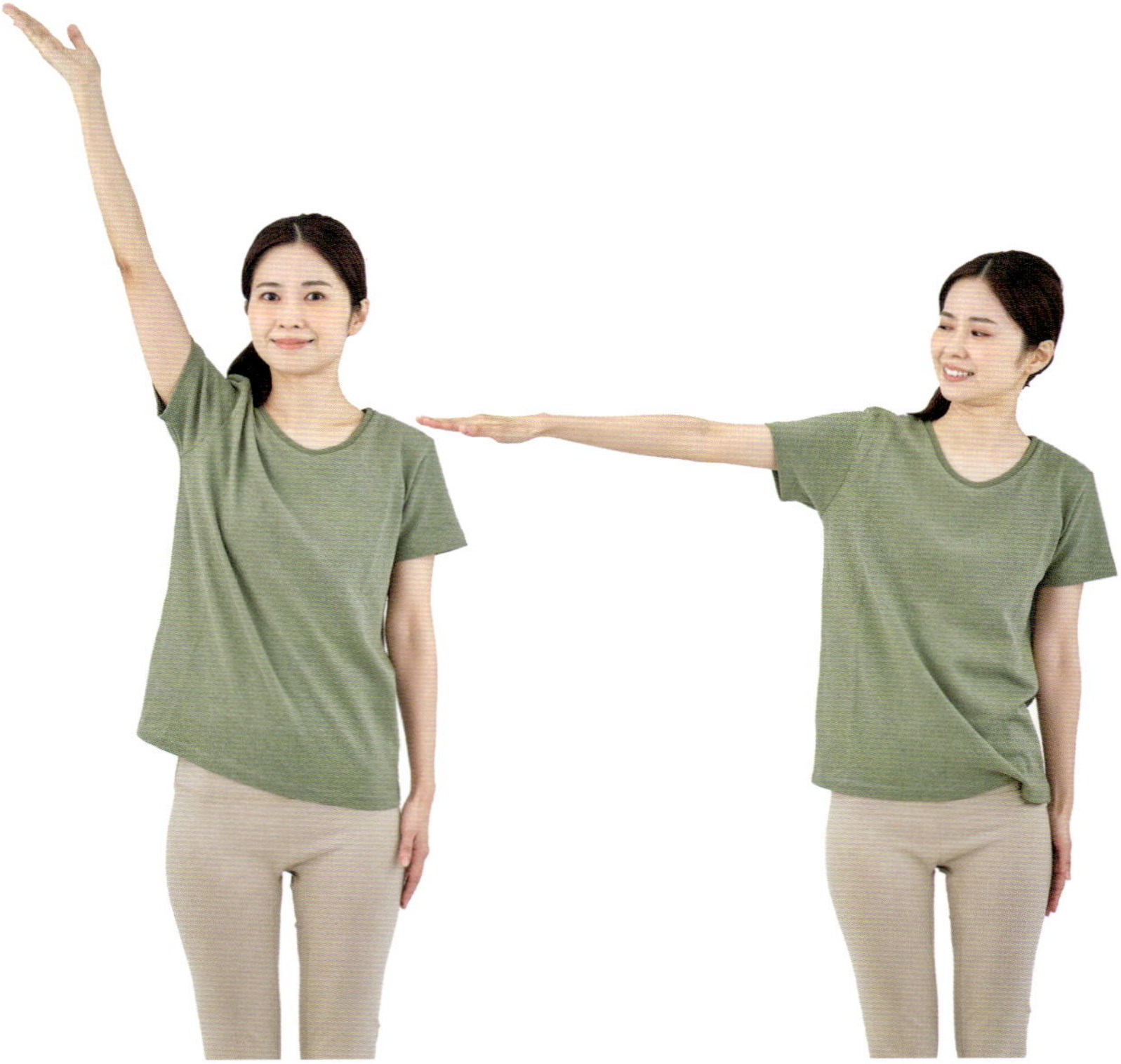

手のひらを上に向けると手が上がるという人は、巻き肩の改善も必要です。肩の関節が周辺の組織を噛み込んで痛みが発生しています。（インピンジメントと呼びます）

痛みが強く、腕を水平ぐらいまでしか挙げられない人は首まで手が届きませんから首押しプログラムを実践できません。四十肩ストレッチを行いましょう。

四十肩改善ストレッチ②

まずは筋肉をほぐす

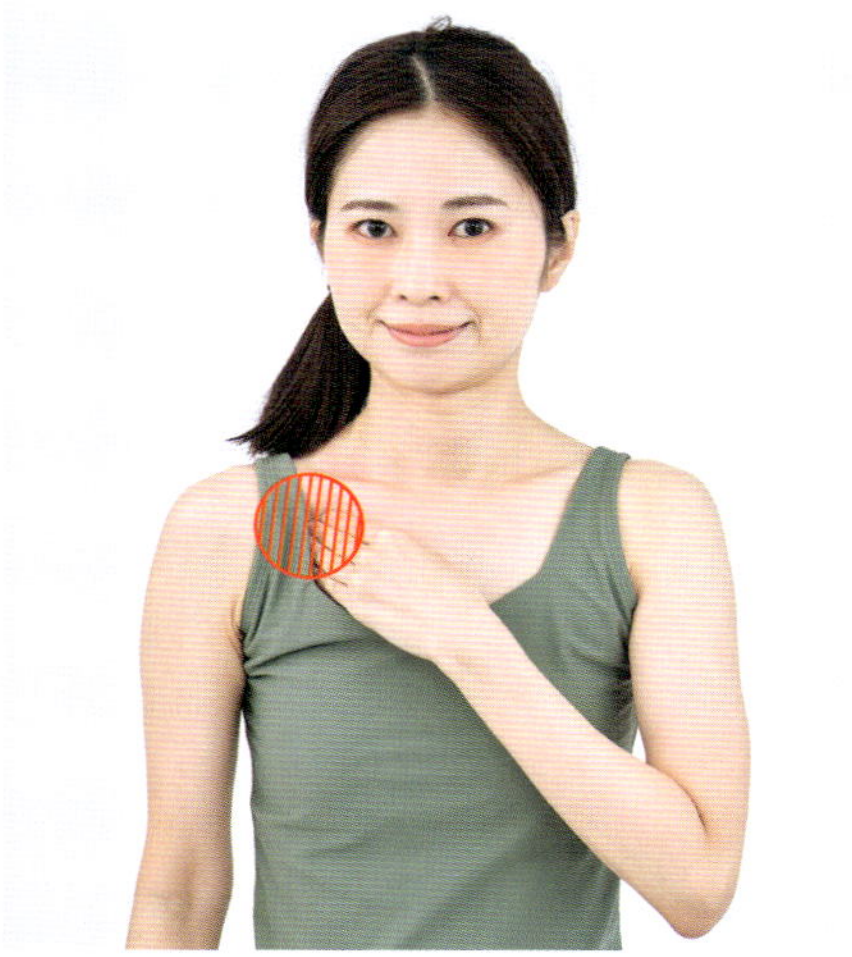

鎖骨の下の骨際を押して、使いすぎている大胸筋や小胸筋の緊張を緩めましょう。

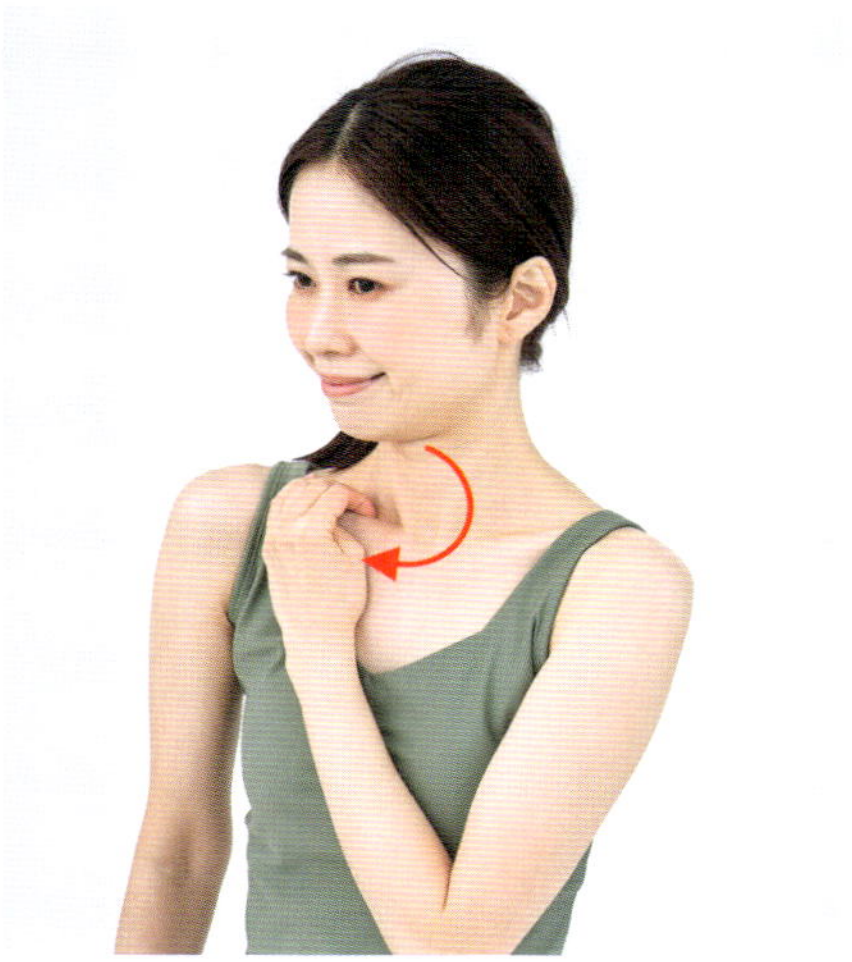

右の鎖骨の裏に左手の指を差し込み、右肩を持ち上げるようにします。そうすると更に鎖骨の下に指がめり込んでいきます。そこから鎖骨の裏に差し込んだ指先を曲げて、鎖骨を前側に引っ張り出します。胸郭出口症候群など、手のしびれや四十肩の改善につながります。

四十肩改善ストレッチ③

肩の痛みに効果的な場所を押す

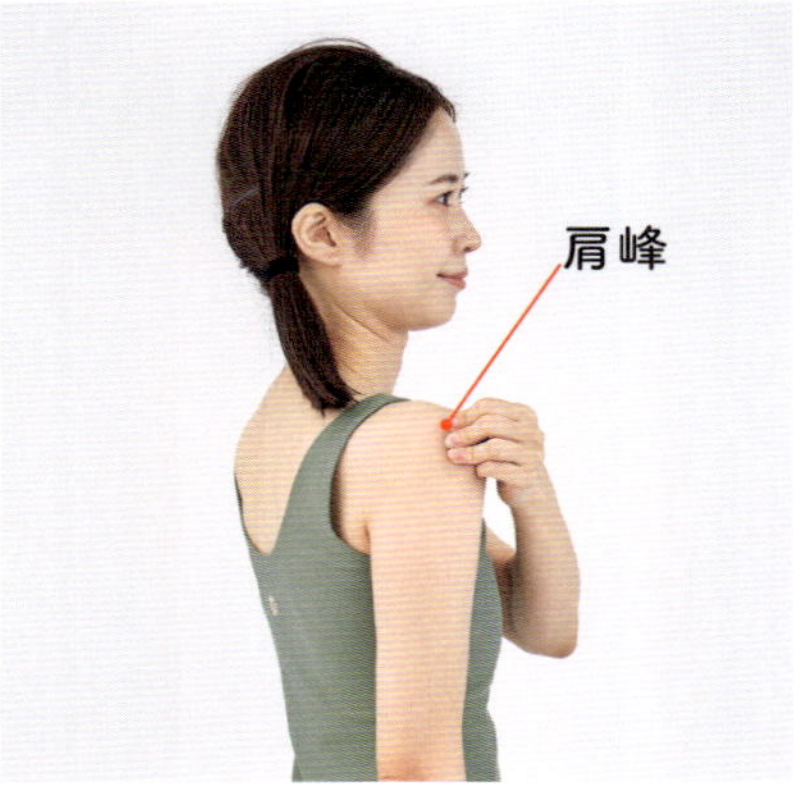

肩峰《けんぽう》と呼ばれる肩の先端を押すのもとても大切です。その周辺の筋肉に引っかけてグリグリ押します。この場合はイタ気持ちいいくらいではなく、はっきりと痛いくらい押します。押したまま腕を横に挙げる動作を繰り返します。

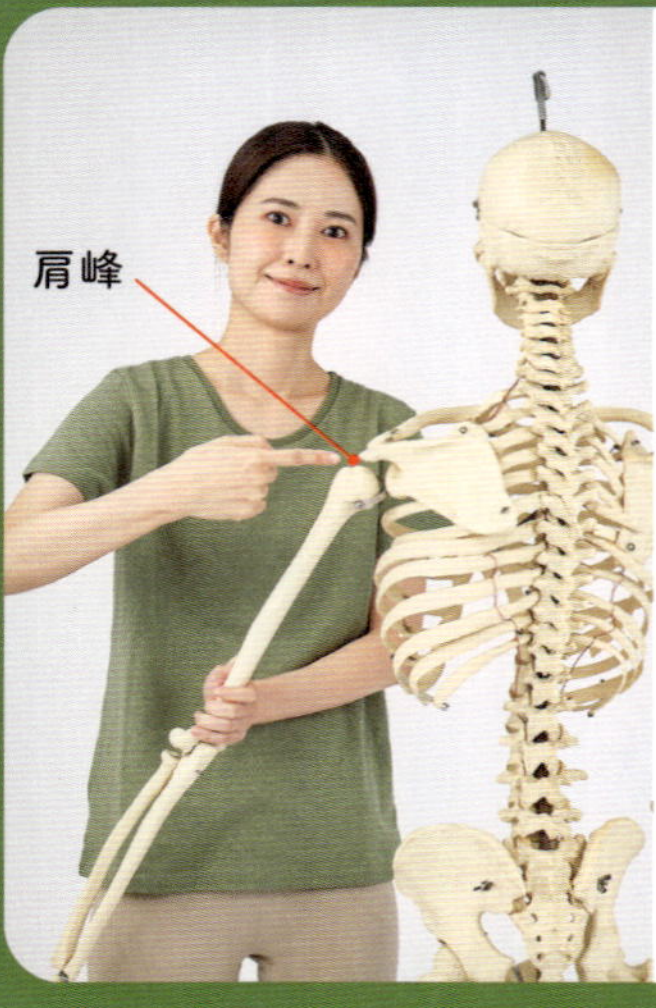

肩と上腕をつなぐ三角筋はここ!

三角筋には肩峰のあたりに一番痛い筋肉の束(筋束)があるので、三指圧で探り当ててしっかり押すことで四十肩の改善を促進できるのです。そのまま肘先まで、上腕筋・腕撓骨筋を直角母指圧でほぐします。

四十肩改善ストレッチ④

筋肉を指で押さえて動かす

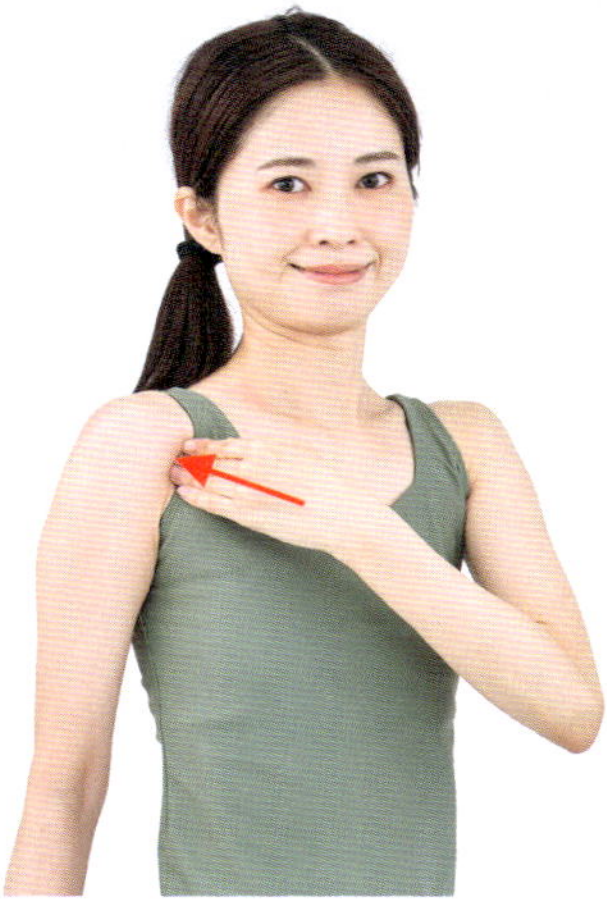

指で押す位置は、肩と腕の付け根の前部です。胸に三指圧の指をのせ、肩に向けて動かすと上腕二頭筋の盛り上がりにぶつかります。ここを外側にはがすように押すと、強い痛みを感じます。痛いぐらい押すのがコツです。

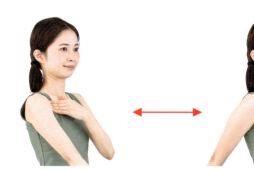

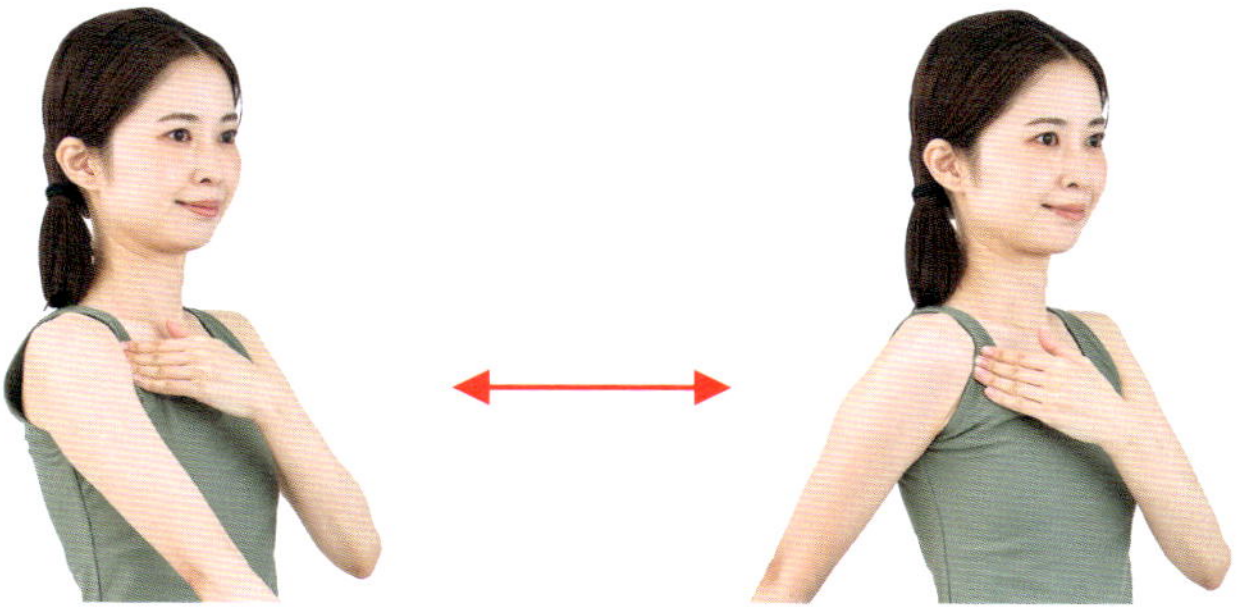

右手を体の側面にたらし三指圧で上腕二頭筋を押さえ、腕を前後に振ります。

指を押し込み、痛くなりすぎない範囲で腕を動かすのがポイントです。3分間行うと、前後の可動域が広がります。

立って行うストレッチ①

大きくばんざいして下ろす

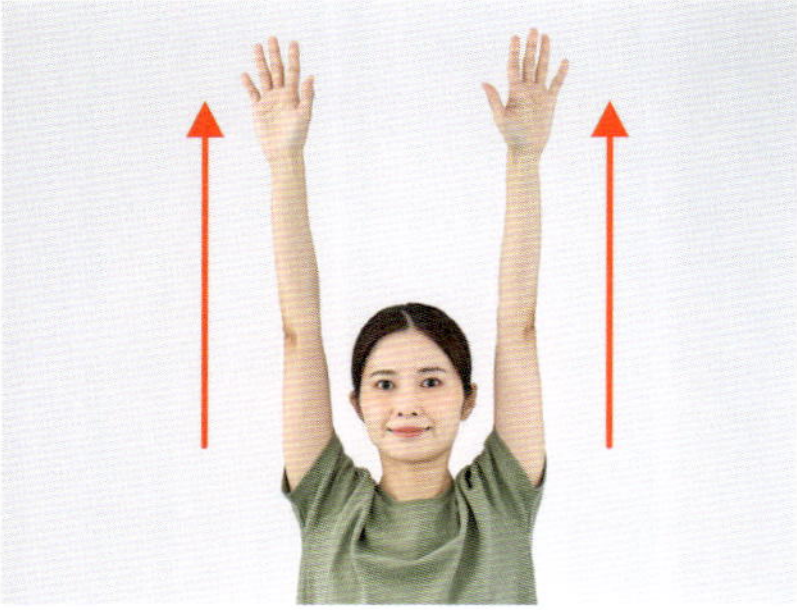

1

肩幅の広さにあわせて両手を伸ばし、大きくばんざいをします。

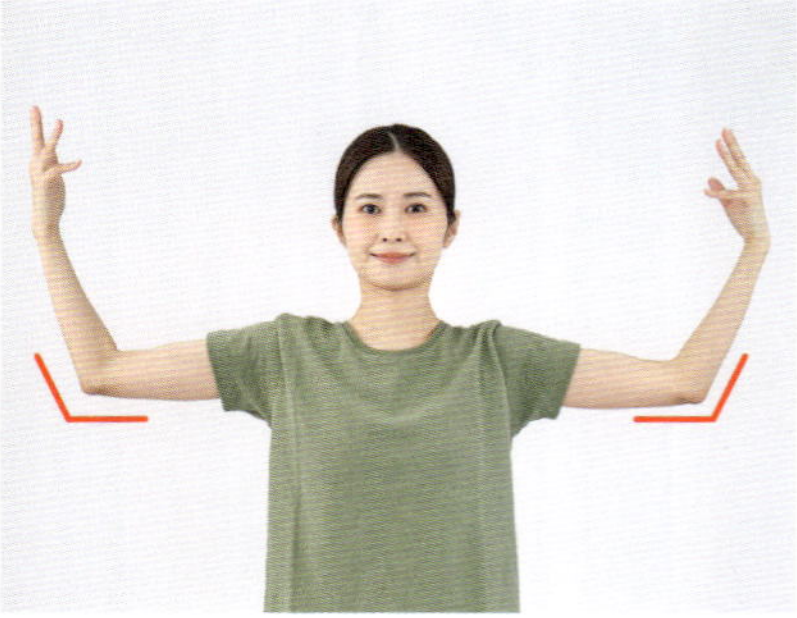

2

ひじを後ろに引きながら、腕を下していきます。肩甲骨と肩甲骨が寄っている感覚を確かめながらやるとより効果的です。

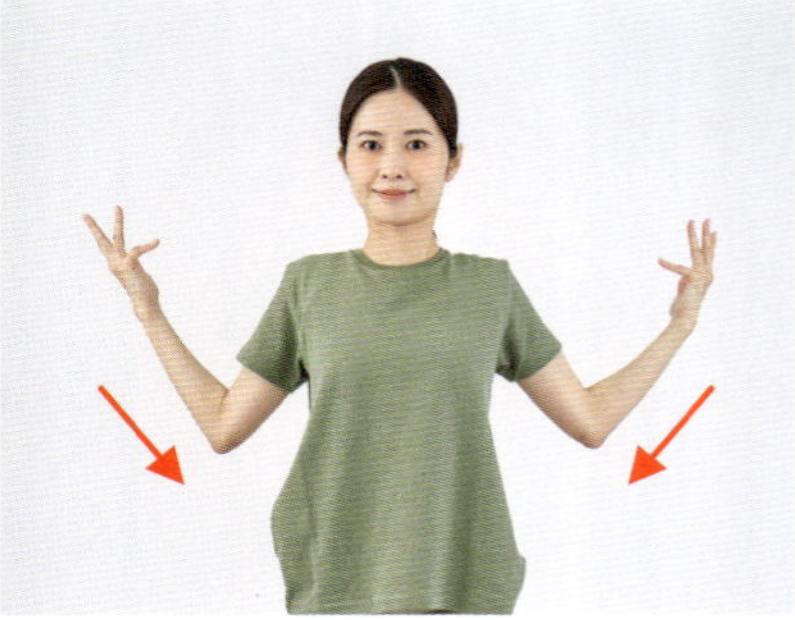

3

この時、手のひらが後方を向いているとさらに良いです。②と③の動きを10回ずつ繰り返しましょう。

立って行うストレッチ②

左右にひねって腕を伸ばす

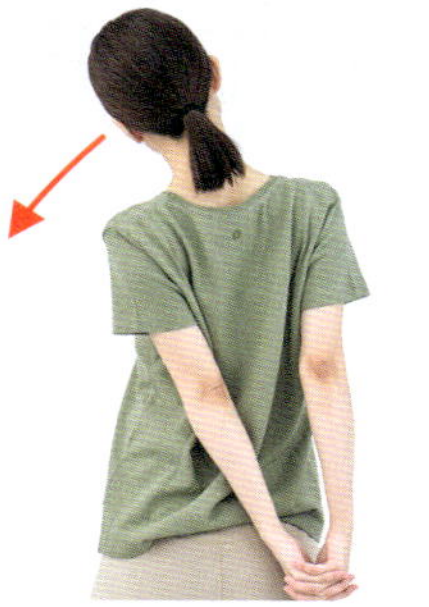

1

体の後ろで手を組み、伸ばしたまま体を左側にひねります。

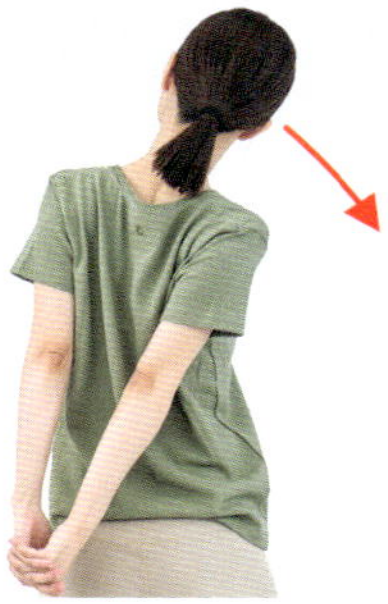

2

次に、体を右側にひねります。脇から背中の筋肉を伸ばします。

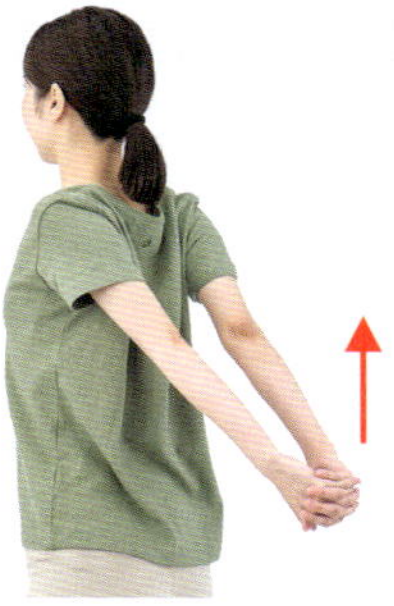

3

徐々に組んだ手を上げていきます。どこまで手が上がるかをチェックしながら、肩甲骨を十分に動かしましょう。

背骨のストレッチ

しっかり丸めてから伸ばす

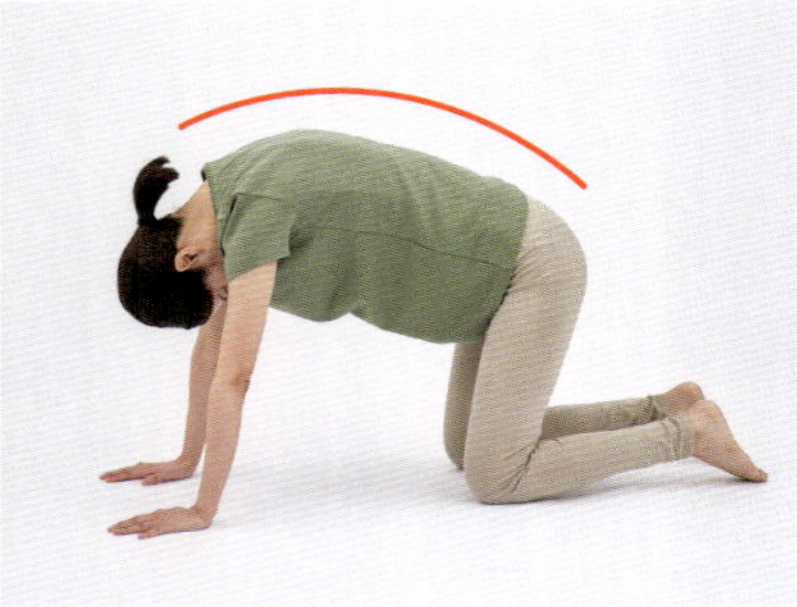

1

両手両足を肩幅に合わせて床につき、背中をしっかり丸めます。

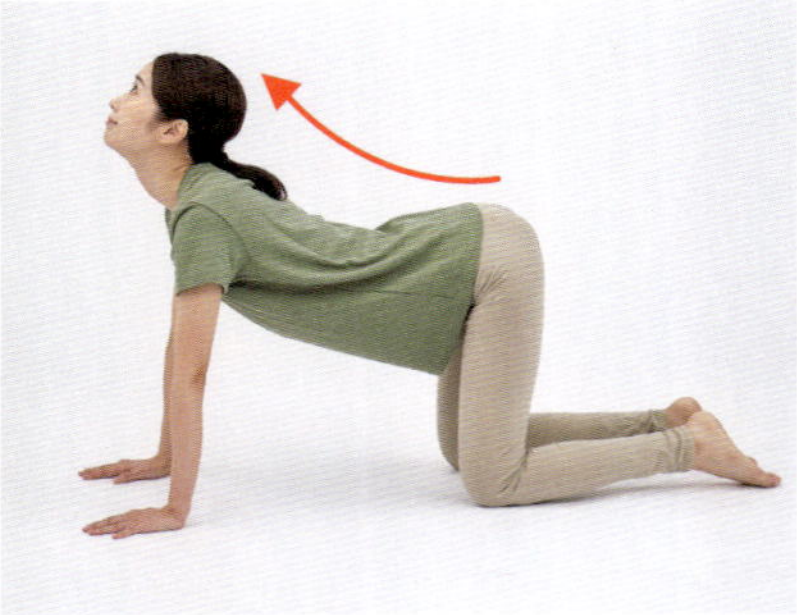

2

頭を上げて遠くを見るように意識しながら、背中を伸ばします。またこの時、背骨が上から一つ一つ順番に動かせていることを意識して、ゆっくり丁寧に動かします。

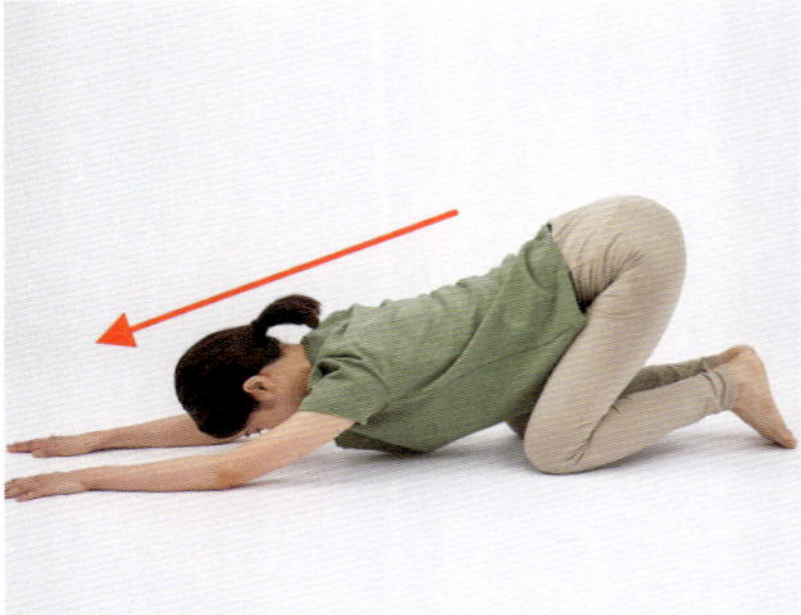

3

①と②を繰り返し、次は①からそのまま手を床の前方に伸ばしながらおしりを下げ、背中全体をしっかり伸ばします。

寝て行うストレッチ

足をからめて引きあげる

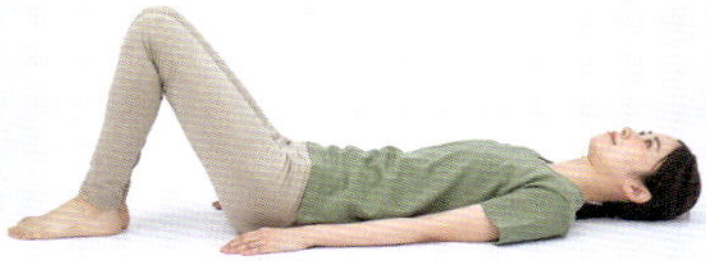

1

膝を立てた状態で、床に仰向けに寝転びます。

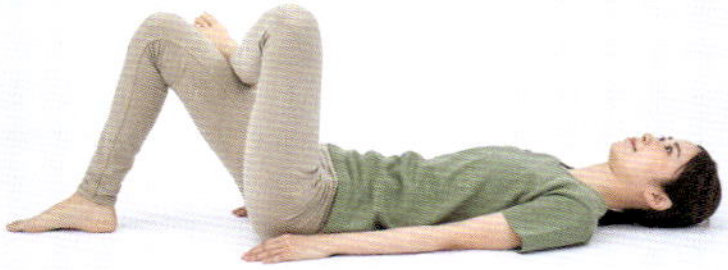

2

片方の足をもう片方の足の膝の前あたりに置きます。

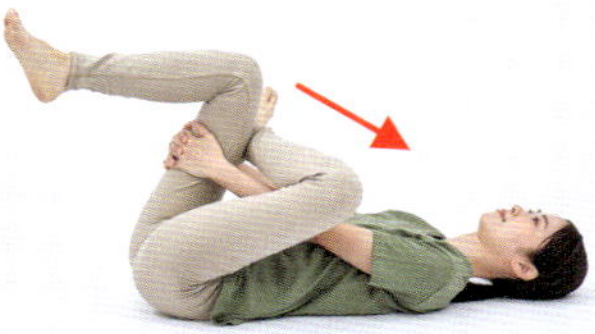

3

膝に置いている方の足を、胸の方にぐっと引き上げ、筋肉を伸ばします。坐骨神経痛にはこれが効きます。悩まれている方はこのストレッチを日々行ってみてください。

座っておこなうストレッチ

首を左右前に傾ける

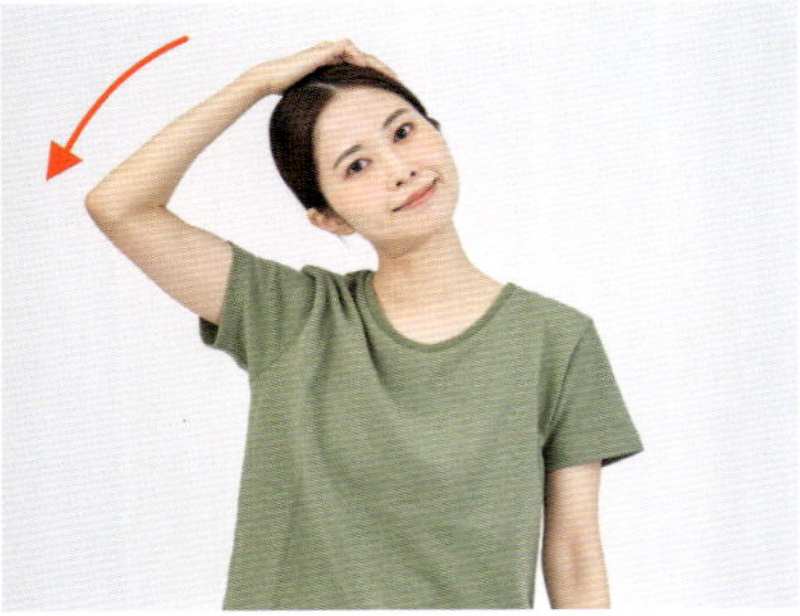

1

右手で頭を持ちながら、そのまま首を右側にゆっくりと押し傾けていきます。胸鎖乳突筋が伸びているのを感じながら行ってください。

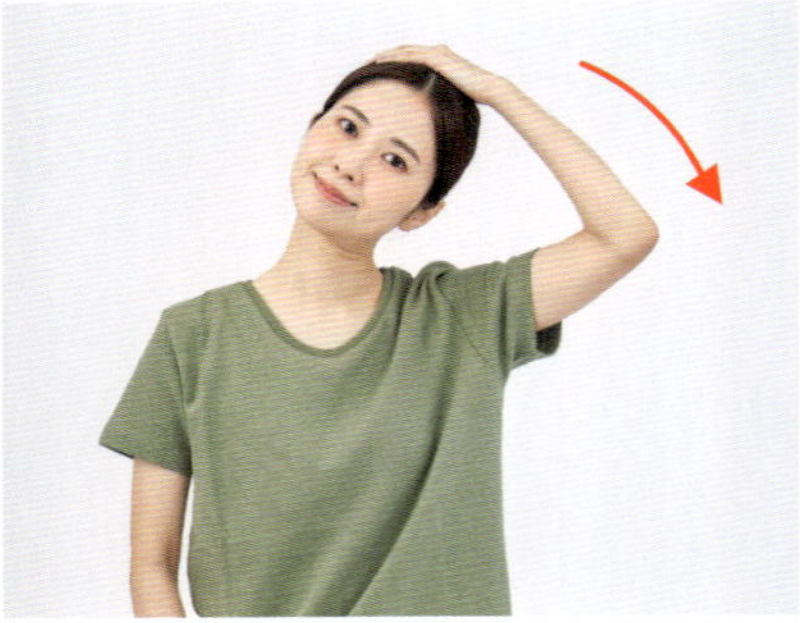

2

①と同様に、左手で頭を持ちながら、首を左側に押し傾けていきます。手の力で強く首を押し傾けすぎると首を痛めてしまいますので、優しい力で押しましょう。

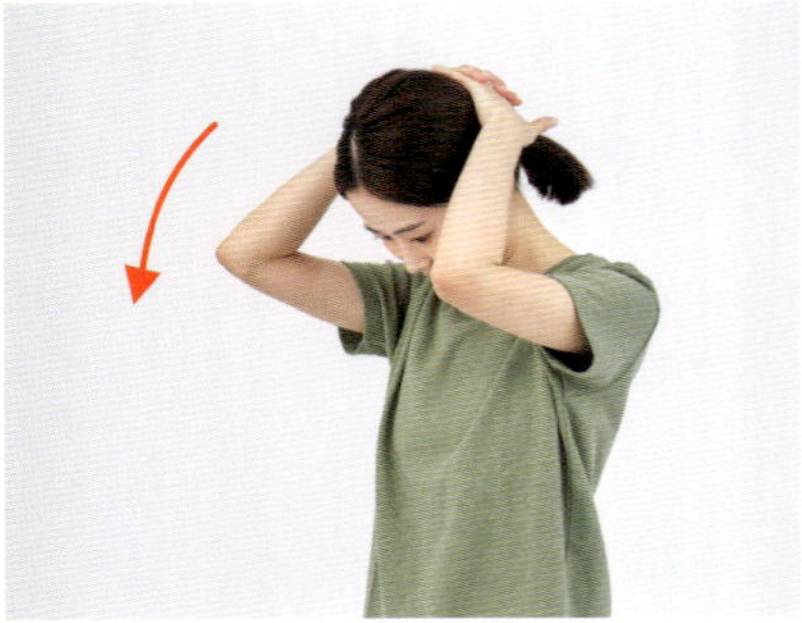

3

首の後頭部を両手で押さえながら、前方向にゆっくりと傾けていきます。首の伸びを感じれば、上手くできている証拠です。①～③を各30秒ずつ行いましょう。

コラム

首押しプログラム開発秘話

正直なところを言えば、患者さんが良くなるためには治療院で私が治すのが一番早いのです。どんどん通院してもらえれば、治療院は利益が出ます（笑）。「自分で治せる方法」なんて、世の中の治療院にとっては迷惑かもしれませんね。

なのになぜ、私が「首押しプログラム」を開発したのか？

それは50代の女性患者さんの願いからでした。

その方は首の悩みで私の治療院に来られたのですが、通院後すっかり良くなり、快適に生活できるようになりました。

しかし、結婚して遠方に住んでいる娘さんがひどい肩コリと頭痛に悩んでいるとの相談を受けました。「ここに連れてきたいけど、嫁ぎ先の家業と子育てもあるので通うことはできない。なんとか娘を楽にしてあげたいのだけれど、良い方法はないですか？」とおっしゃるのです。

「首の下の方を押して上を向くだけでも随分違うよ」と私は言いました。

「硬くなった首をいきなり動かすと危ないから、両肩を良く回してから、首を少しずつ前側と後ろ側をほぐして。それから首の下の骨を押しながら上を向くんだよ。タオルで首を引っ張る方法もあるけど、あれだとしっかり背骨を押せないから、指先に力を入れて押しながら上を向くんだよ」と。

そんな事を教えた結果、「実践した娘が、すごく良くなった」と喜んで報告をしてくれました。

「通えない人」も、首を良くする方法を切実に求めている。「首押しプログラム」は、患者さんとのそんな対話からスタートしました。

コラム

手術が必要と言われた男性患者さんとの出会い

趣味のゴルフに行った際に、全員初対面の４人でラウンドを回ることになりました。お互いに身分を明かさないまま午前中のラウンドを終えたときのことです。お一人が「腰が痛いから今日はダメだ」と言うと、「実は私は首が悪くて、腕がしびれるんです」ともう一人の男性が悩みを打ち明けました。

私は「そんなのすぐ治して差し上げますよ。実は私、治療の仕事をしていまして、首にアプローチする施術が一番得意です」と言いました。午前中のスコアは私の方が良かったので、発言も強気です。

しかし、この男性は「病院で首の６番目が悪く、手術をしなければ治らないと言われているんです」と警戒気味に、そして遠回しに断ってきました。「それならば」と「首のここ、頸椎６番をこっちから押すとしびれが増えるでしょ。この反対から押してあげれば改善するんですよ」と実際に首を押して体感してもらいました。「イタタタ」と体をねじって逃げながらも、押したポイントがあまりにも正確だったので信頼してもらえて、3日後には治療の予約をしてくださいました。

後でわかったことですが、この男性は国立大学病院の外科の教授でした。首が悪くて上を向くと腕がしびれます。手術中は下を向いているので何時間でもOKなのですが、ゴルフでのパッティングのラインを見ようとするとしびれてしまうのが悩みです。もちろん、勤務している大学病院の整形外科で写したMRIを持参して来院してくださいました。

結果的には症状がなくなり、喜んでいただいたようです。今は私の娘（医学部4年）のメンターであり、私のゴルフ仲間であり、他県の国立大学病院の教授を紹介してくださり、私の治療アイデアを相談したり、最新の医療情報を教えてくださる存在です。

第4章

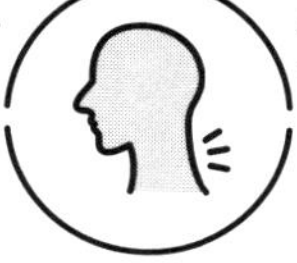

首が整う日常習慣

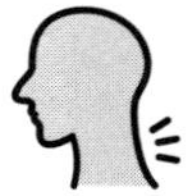

腸に負担をかけない、和食中心の食生活

私は大きな病気をしてから、自分で自分を治す免疫力を高める食事について深く考えるようになりました。

私が実践しているのは、「腸活」のための和食中心の食生活です。腸には全身の免疫細胞の約7割が集まっているので、腸活がとても大事なのです。とはいえ、内容的にはとても質素。特別な食材ではないので、どなたでもできる食生活です。

私の朝ご飯の例をご紹介しましょう。

まず野菜です。血糖値のコントロールも大切にしているので、いわゆるベジタブルファーストで、葉物類を最初に食べます。

次に、しらすをのせたモズク酢（タンパク質と海藻、お酢が一品で摂れます）。

そして、具だくさんのお味噌汁（発酵食品の味噌は、腸にとても良い食材です）。

お魚か鶏肉を100グラム以上。

主食は、発芽玄米のご飯。

以上です。

魚は青物のアジやイワシ、サンマの塩焼きを食べる事が多いです。干物でもいいのですが添加物が気になるので、シンプルな生魚・焼き魚の方が良いです。鶏肉はしょうゆ麹に漬けて、ノンオイルで焼き上げます。

ちなみに、どうして肉より魚の方が健康に良いかというと、その理由は「体温」にあります。牛や豚の体温は38・5~40度、鶏は41度と言われていて、人間よりも高い状態で安定しています。牛・豚・鶏の脂が、36~37度の人間の体内に入ると冷えて固まってしまい、ベタベタの脂によって血液がドロドロになってしまいます。一方、魚は人間よりもはるかに低い体温であり、魚の脂は人間の体内でもサラサラの状態で吸収されるため、体に良いのです。お肉はエサに抗生物質や遺伝子組み換えの飼料が与えられている事も多いので、飼育日数の長い牛や豚より、鳥を選んでしまいます。

発芽玄米は24時間ぐらい浸水させて、玄米毒や発芽毒といわれるアブシジン酸とフィチン酸を除去してから炊きます。水を1日3~4回取り替える、炊くときは、普通の炊飯器の玄米モードで問題ありません。

昼ご飯は、ほぼ同じメニューで朝よりも少なめの量をいただきます。

夜ご飯も同じようなメニューです。

鶏肉が多いですが、好物の牛肉を食べることもあります。節制しすぎるとストレスになるので、ときには自分へのご褒美も大事にしましょう。

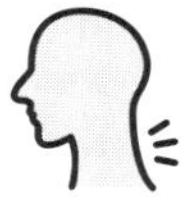

和食の基本「まごわやさしい」プラス発芽玄米で腸活、自律神経を整える

「腸活」について勉強した結果、前述のような食生活を実践しているのですが、特別なものではありません。むしろ和食の基本である「まごわやさしい」とぴったり一致した、日本古来のメニューだとおわかりになると思います。

「まごわやさしい」をおさらいしてみましょう。

「ま」は「マメ」。大豆や小豆などで、味噌もこの中に含まれます。

「ご」は「ゴマ」。ナッツ類、くるみもＯＫです。

「わ」はワカメを代表とする「海藻類」。私が毎日食べているモズクも海藻類です。

「や」は「野菜」です。

「さ」は「魚」。和食においては、特に不飽和脂肪酸（ＤＨＡ、ＥＰＡ）やカルシウムが豊富な小型の青魚が良いとされています。小型の青魚は、しらす、いわしなどですね。

「し」はシイタケを代表とする「きのこ類」です。

「い」は「イモ」。里芋、じゃがいも、さつまいもなどで、お味噌汁の具にすると手軽に食べられます。

この「まごわやさしい」を実践すると、栄養バランスが整い食物繊維がたっぷり取れるところが腸を活性化させるポイントです。私の場合、大病をする以前は朝食ならハムなどの加工食品と白米というメニューだったのですが、腸活を重視した「まごわやさしい」に発芽玄米をプラスしたところ、とても便通が良くなりました。

実は、私と同じ時期に、私と同じ「まごわやさしい」プラス発芽玄米の食生活に切り替えた患者さんがいらっしゃいます。

元はふくよかなご夫妻だったのが、みるみるスリムになり、見違えるように健康的な体型になられました。そしてもっと驚いたことに「食生活を変えたら、子供たちが意欲的になってきた」とおっしゃるのです。以前は、朝起きてもダラダラしていたのに、朝食を変えてからはいきいきと勉強やスポーツに取り組むようになったそうです。家族全員にとって良い変化があった、と喜んでいらっしゃいました。

「まごわやさしい」に加えて私が食生活で気をつけているのは、血糖値を急上昇させる砂糖・小麦粉類を控えること、そして「水をたっぷり飲む」ということです。

血液を濃くしないために、1日3リットルは水分を取るようにしています。療養中の方などは2リットルを目標にすると良いと思います。

飲んでいるのは、私の場合はカフェインレスのお茶です。体を冷やしたくない、そして腸に負担をかけたくないので、ぬるめの温度で飲んでいます。白湯などでも良いと思います。

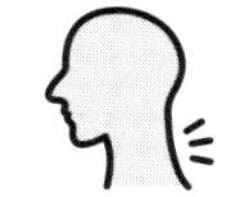

自律神経を整える温活
～冷やさない、お風呂で温まる～

免疫力を高める、自律神経を整えるために「温活」も大事にしています。

「温活」には、大きく分けて3つの方法があります。1つ目は、適切な服を着て体を冷やさないこと。2つ目はお風呂にしっかり入って温まること、3つ目は運動によって筋肉から発熱を促すことです。

体を冷やさないために、私は患者さんの診察がない休日などはレッグウォーマーで足首を温めています。首・手首・足首の「3首」を温めることで、冷えからくる体調不良を防げることが昔から知られていますね。

夏場は基本的に温活をしなくても大丈夫なのですが、例えば職場の冷房が強過ぎるなど、自分では室温をコントロールできない環境の方はレッグウォーマーや腹巻きなどで対応をした方がいいです。

2つ目のお風呂については、私の実践法をお話ししましょう。

「水分を1日3リットルほど取っている」と前述しましたが、私はこのうち半分にあたる約1・5リットルをお風呂に入りながら飲んでいます。

お風呂の設定温度は、45度です。一般的なご家庭よりも熱めかもしれませんが、私は45度のお湯に肩までしっかり浸かります。当然汗をかくので、お風呂場に持参した水筒でお水を飲みます。湯船に入ったり出たりしながら30分ぐらい入浴します。

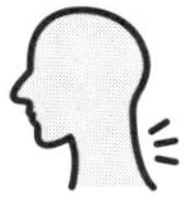

自律神経を整える温活
～運動によって自分の筋肉で熱を作る～

さて、3つ目の「運動によって筋肉からの発熱を行うこと」もとても大事です。自分で自分を温めるためには、運動をするしかありません。

運動には3種類あります。柔軟性を高めるためのストレッチ、血液循環を良くする有酸素運動、そして最後は筋トレです。ちなみに、この中で一番体温を上げる効果が高いのは最後の筋トレです。

有酸素運動は、ジョギングやウォーキングが一般的で取り組みやすいと思います。新聞広告の通販などでよく扱っているエアロバイクやステッパーも良いですね。今の時代、外に出なくても有酸素運動はできるのです。

筋トレは、スクワットが良いでしょう。太ももの筋肉は大きいので、スクワットで鍛えることによって、高い発熱量を期待できます。スクワットに加えて、できれば腹筋も鍛えた方がいいのですが、足を固定して上半身を上下させる腹筋運動は少しハードルが高いですね。そういう方は、以前に流行したロングブレスのように、立ったまま腹筋・横隔膜を大きく動かしながらゆっくり呼吸をしてみると良いでしょう。

スマホやパソコンの扱いに慣れている方は、動画を見ながらストレッチやスクワットをするとうまくできます。YouTubeなどの無料で見られる動画で十分です。「1、2、3、4……」というインストラクターの声に合わせて体を動かすと、自宅にいながらジムに行っているような感覚で運動に集中することができます。

ちなみに、「一番手軽で、お天気も関係なくできる運動は？」という問いの答えは、「自宅の階段で行う踏み台昇降」です。使う階段は、1段だけで大丈夫。有酸素運動と筋トレの両方の効果があるのでおすすめです。

いつ運動すればいいの？という点もよく聞かれます。基本的にはいつでも良いのですが、私自身は「夜、お風呂に入る前」に筋トレをしています。筋トレを30分もしていると、体が熱くなります。暑すぎて早く服を脱ぎたい！　と感じるほど熱くなったタイミングで、そのままお風呂に入ります。ヒートショックを防ぐこともできるので、合理的だと思います。

例えば「家事・買い物はするけど、運動習慣がない」という方は、一日20〜40分の散歩、30回のスクワットからスタートするといいと思います。

しかも毎日ではなく、2日に1回のペースで大丈夫ですので、ぜひやってみてください。

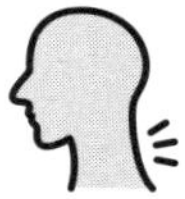

トレーニングが続くのは「やりたいことがある人」

運動、トレーニングは「続けること」が大事です。

「そんなことはわかっている」と、おそらく皆さんはおっしゃるでしょう。

しかし、わかっていても続かない。数多くの患者さんに「運動をした方がいいですよ」と言い続けている私には、皆さんがトレーニングを続けることがいかに困難なことか、よくわかります。

そもそも、痛いところ、苦しいところがあるから治療院に来ているのに、トレーニングという肉体的苦痛をプラスするのはしんどいですよね。それでも、今より自分の体を良くしたいという切実な思いがあるので、患者さんは「何かおすすめの運動はありますか？」と私に聞いてきます。でも、実際には苦しいから運動を続けることができない……。

さあ、どうすればいいのでしょうか。

つらくてもトレーニングが続くのは、「やりたいことがある人」です。人間は、目標があると強くなれます。「冬になったらスキーがしたい」「登山に行きたい」と具体的にやりたいことがある人は、誰かに指示をされなくても、毎日せっせとスクワットを欠かしません。これが真実です。

私の治療院では患者さんそれぞれの「治ったらやりたいこと」をカルテ

に書いています。

やりたいことが具体的になっていると、私たち治療家も「こういうトレーニングをしたら良いですよ」と患者さんにフィットしたアドバイスができますし、「もうちょっとこうしたら、望みが叶いますよ」と励ますこともできます。

「やりたいこと」は治る過程において、最重要ともいうべき項目なのです。

トレーニングが続かないと悩んでいる人は、目標となる「やりたいこと」を考えましょう。

ダンスの発表会に出る、夫婦で旅行に行く、仲間と一緒にテニスをする、昔から行きたかった神社の石段を上って御朱印をいただく、子供や孫と公園で遊ぶ、海外旅行に行く……さあ、何がいいでしょうか。楽しいことをイメージすると免疫力が上がるので、一石二鳥です。どんどん「やりたいこと」を考えて、体を整えて、人生を充実させましょう。

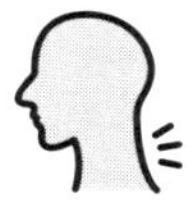

自律神経を整える、小さな習慣

自律神経を整えるためには、腸のマッサージがおすすめです。

もちろん、腸を直接触ることはできないので、お腹の上から優しく押すイメージです。寝る前などに、腹部を自分の手でマッサージしてみましょう。

腸活で大事なのは、出口をしっかり働かせること、つまり便秘を防ぐことです。

これには、左ソケイ部のあたりにある「S状結腸」を押してあげると、腸の動きが活発になるのが、ご自分でもわかると思います。

可能であれば、腸全体を腸の動きに沿ってマッサージするとさらに効果的です。①右下腹から上に向かう上行結腸→②みぞおちの下を横切る横行結腸→③左上から下に下がる下行結腸→④そして左下腹部のS状結腸。この順番に、ということは右下から時計回りに、腸を優しくさするようにマッサージしてあげると、腸の動きを助けることができます。


いろいろな腸の名前が出てきて難しいですね。そういう方は、あまり深く考えずに、自分の下腹部を押してみて気持ち良く感じる場所をマッサージするだけでも十分です。腸はグニュグニュと動いているので、その日、そのときによって気持ちいい場所も変わってくると思います。

指先で押してもいいですし、指先だと痛い場合は手の平の上の部分で押してもいいです。気持ち良く腸をマッサージして、自律神経を整えましょう。

自律神経を整える方法として、もうひとつ、日常生活で取り入れたい運動も覚えておいてください。

首が前屈みになるストレートネックが免疫力を妨げることは、前述の通りです。ストレートネックを防ぐためには、「体を後ろへ引き伸ばす」運動で引っ張る力を鍛えることが大事です。

家事でも仕事でも、日常生活では「前に押す動作」、「物をかかえる動作」などの体の前側の筋肉を使う動きが多くなります。でも、前に押す筋肉と同時に、後ろに引っ張る筋肉も鍛えないと、バランスが悪くなります。体の前側ばかり鍛えられ、肩が巻き込んでしまい、肩が丸まってしまい、高齢の方だと手がだんだん前に丸まってきて、内転してしまうこともよくあります。これは「引っ張る筋肉を鍛える」ことで対策が可能です。

引っ張る力を鍛えるというと、エキスパンダーによるトレーニングが一般的ですね。ゴムベルトを横・後ろにグイッと伸ばすのも同じ効果があります。簡単なのは、ダンベル（なければ、ペットボトルに水を入れたものでも大丈夫です。大きさ・重さはお好みで！）を、前傾姿勢にして腕を真下にダラリと下げた状態にしてダンベルを持ち、下から上にグイッと持ち上げる動きを繰り返すことです。

そして、肩甲骨をグルグル回したり、グイーッと後ろに引き寄せたりしましょう。左右の肩甲骨で、背中の真ん中に置いたレモンを搾るようなイメージです。

とにかく、前屈みの姿勢と反対の動きをすることが大事なのです。例えば歯を磨いた後の3分間ダンベルを持つ、肩甲骨を寄せるなど、スキマ時間の習慣化によって姿勢を健やかに保つことが大切です。

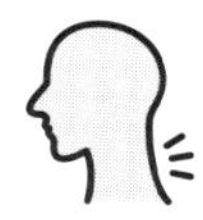

ガン治療で入院したときに、私が実践したこと

「はじめに」でお話しした通り、私の前著「首を整えると脳が体を治しだす（文庫版）」を執筆してしばらくした頃にガンが発覚し、放射線治療と抗ガン剤治療を行うために入院生活を送りました。私にとっては青天の霹靂、人生で初めて経験した大病です。

ガン治療で入院しているとき、私がどんなことを心がけていたのかをお伝えしようと思います。「私が実践したこと」をありのままお伝えしますが、すべて皆さんが同じことをするべきだとは全く考えていません。あくまで個人的な体験談として、参考にしていただければと思います。

入院中に私が欠かさず行っていたのは、「筋トレ」です。

カイロプラクターの治療家として、私は普段の生活で筋トレをしっかり行っていました。想像してみてください、朝一番に患者さんを診るときは元気なのに、夕方最後に診る患者さんに対してはなんだか疲れ果てている……そんな治療院はイヤですよね。

私の治療院には、1日で最大60人もの患者さんがいらっしゃったこともありました。全ての患者さんに対して全力投球で向き合うためには、筋トレをしっかりして、強靭な体力を蓄えておく必要があるのです。「治療院の品質管理」があるとすれば、それは治療家自身の体力保持だ、と私は考えています。

ということで、私は普段から7キロのダンベルと20キロのバーベルを愛用して、日々筋トレを行っていました。スクワットも毎日120回は行います。これが、私の入院前の日常です。

入院をするときにもダンベルを持っていったのですが、「凶器になるので、病室にダンベルは持ち込んではいけません」と注意されてしまいました。治療の過程で幻覚が見えたりする患者さんもいるそうで、もっともなことだと反省しました。

そこでダンベルは諦めて、代わりに2リットルのペットボトル4本を使って筋トレをすることにしました。2リットル×4本=8キロの負荷になります。これを持ち上げたり、持ったままスクワットをしたりして、筋トレを行いました。

入院中は、常に腕に点滴を付けた状態なので上半身は動かしづらいですが、下半身はわりと自由です。そこで、両足首に5キロずつ重りをつけたまま寝起きすることにしました。スポーツ選手などがトレーニングで使っている着脱式の重りです。体重測定のときに「私は重りを付けているので、マイナス10キロで計算してください」と看護師さんに言ったところ、驚かれてしまいましたが。

これでもまだ、入院前の生活と比べたら運動が足りません。

そこで、病院の階段を3段飛ばしで5回往復しよう、とトレーニング法を考えました。点滴は外してはいけないので、点滴台を担いで上り下りをします。良い運動だったのですが、これは看護師さんに怒られてしまいました。入院中に病院内の階段を点滴狙いでゼーゼーいいながら上り下りしている患者なんて、それまで見たことがなかったそうです。

「病気で入院しているのだから、安静にしていたらいいのに」と思う方もいるでしょう。

でも、私には「早く治して元の生活に戻り、患者さんを治療する」という目標がありました。私はいつも患者さんの治療をするときに「やりたいこと」が大事というお話をしていますが、本当にその通りなのです。目標に向けて、やれることはやろうという気持ちでした。

大きな病に打ち勝つためには、まず体力が必要です。

そして、自然治癒力を高めることが大事です。自然治癒力は、首を整えて、脳からの指令が全身に行き渡るようにしておくこと、酸素と栄養たっぷりの血液を体中によく循環させること、そして体を冷やさないことで高めることができます。

ガンに限らず病気を治すために自分でできることは、実はけっこうあるんです。

とはいえ、私も3回目の抗ガン剤治療のときには、体に力が入らずベッドから起き上がれなくなる経験もしました。

患者さんが皆ご自分の状況に合う方法で、自分で「治る」ことに前向きになってくださればいいな、と考えています。

カイロプラクティックの観点から考える「大病を治す」ということ

私の入院生活の様子を知って「こんなにアクティブにしていいのか」と

驚いた方もいるかもしれません。実際、ドクターや看護師、同室の方にとっては「こんなに元気な患者は初めて」とのことでした。

私に言わせれば、治療中こそ元気に胸を張るべきなのです。ベッドの上で前屈みの姿勢を取り続けてしまうと、首が圧迫されて、脳からの指令がうまく伝わりません。

カイロプラクティックには「体は自分で治ろうとする」という自然治癒力の原理があります。私には「自然治癒力をベストな状態にしておけば、残りは（副作用など）自分の力で治ることができる」という確信がありました。

例えば手術をしたとしましょう。ドクターは悪い部分を切り取って、つなげてくれます。しかし、手術が終わった後に傷口を治すのは、自分自身の自然治癒力です。同じ手術を受けた患者さんでも、自然治癒力が弱い方と強い方では、回復するスピードとクオリティは大きく違ってきます。抗ガン剤治療、放射線治療でも同じことが言えます。一般的に、ガン治療は「悪い部分を攻撃すること」なのです。もちろん必要な治療ですが、体全体にもダメージを受けることは避けられません。抗ガン剤治療、放射線治療でダメージを負った細胞を、どうやって元に戻すのかは、やはり自分自身の自然治癒力にかかっています。

ガンなど重度の病気を治すために、病院での治療は必須です。そして病院の治療を受けた後に、本当の意味で元気になっていくには、**自分を治す力＝自然治癒力**が大事なのです。

おかげさまで、私のガン治療は順調に進み、想定よりも回復が早いことに主治医も驚いていました。

たとえば放射線治療をすると皮膚がやけどのような状態になってしまうこともあるのですが、私の場合はそういったことが少ないまま治療を進めることができました。あまりに副作用が少ないので「これで本当に、ちゃんと治療は効いていますか？」とドクターにジョークを言ったほどです。

大病に立ち向かう方は、ぜひ自分で自分を治す力、つまり「自然治癒力」を大事にしてください。

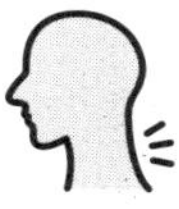

「治っていく自分」を覚えておこう

以前から、私が治療を終えた患者さん、治った患者さんに言っている言葉があります。

それは「あなたが治ったのは、あなた自身の自然治癒力のおかげ。私が治したわけじゃない」ということ。自然治癒力は痛みだけに効くのではなくて、いろいろな病気を一緒に治しています。治療院に通っていただいた方には、せっかくの「治った体験」を大事にしていただきたいのです。

「生きていれば、いずれ大きな病気を経験することもあるでしょう。でも今回、自分の自然治癒力で自分が治ったことを覚えておけば、次に具合が悪くなったときも同じように自分を治すことができると自信が持てるんです」とお伝えして、治療院を卒業してもらっています。

「自分で自分を治す感覚」を、ぜひ覚えておきましょう。

繰り返しになりますが、「治っていく自分」を体験として知っておくと、次に遭遇するかもしれない病苦のときに必ず役に立ちます。

どこの病院に行っても、どんな健康法を試しても治らなかった患者さんが、私の治療院に来たら痛みが取れて回復した、ということがよくあります。

それは、全て「自然治癒力のコントロールを上手に行ったから」なんです。

自然治癒力を高める方法については、本書を読んでくださっている皆さまはもうおわかりでしょう。

まとめて言うと、まず首を整えて脳の指令を全身に行き渡るようにして、血流を促し、自律神経を高めること。首押し、首のストレッチのやり方は、病気のときでも普段と同じ方法で大丈夫です。

そして、運動をして体力をつけること。体を冷やさないこと、食べ物に気をつけることも大事ですね。

ちなみに、食べ物に関しては、何を食べるのが一番健康に良いのかは諸説あります。私自身にとっては、「まごわやさしい」プラス発芽玄米の食事がベストです。

数多くの患者さんと向き合ってきた経験から申し上げますと、やはりお菓子の食べ過ぎ、お酒の飲み過ぎがＮＧであることは間違いなさそうです。お酒については、適量であれば血流を促す働きや精神的ストレスの発散などの効果があると信じたいのですが、問題は「おつまみ」です。小麦粉・乳製品たっぷり、脂肪分こってりという食材に偏りがちなので、注意しましょう。

とはいえ、好きなものを我慢してばかりの人生もつまらないものです。「健康のためなら死んでもいい」なんて考え方になってしまっては、本末転倒です。私も3年後からちょこっとお酒を解禁します。

上手にバランスを取りながら、自然治癒力が高まる生活を心がけて、自分を治す力を手に入れましょう。

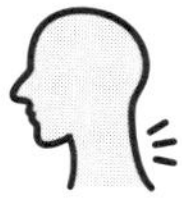

大きな病気は「人生のピットイン・タイム」だと考える

ガンで入院・治療が必要になり、開業以来初めて治療院の仕事から長期間離れました。今振り返って思うのは、ちょうど良いタイミングで「人生のピットイン・タイム」をもらったな、ということです。

車のレースには、給油、タイヤ交換、修理をするために途中で必ずレースコースを離れてピットインをする時間があります。停止したレーシングカーに、整備士がワーッと走り寄るシーンを皆さんも見たことがあるでしょう。車体をくまなく点検し、緩んでいるボルトを締め、消耗している部品は交換します。

整備チームが魂を込めて仕上げたレーシングカーはエンジンをかけ、加速させてピット・アウトし、再びレースへ挑んでいく……あのイメージです。

仕事を続けていく上で、もちろん休息は取っていました。しかし、日々の休息はエンジンをかけたまま徐行するようなもので、完全にストップすることとは違います。長い人生の中では、完全にエンジンを切ってストップする時間が必要なようです。私の中では、それが大きな病気でした。

入院は「自分はどうやって生きていくべきか」を真摯に考えるきっかけになりました。一生懸命に働き過ぎて病気になってしまったな、と反省もしました。

そして何より、身近で支えてくれる人がいることの素晴らしさを、改めて思い知りました。本当に、感謝をしてもしきれません。「ありがとう」の気持ちを忘れずに、今後の人生を過ごしていきたいと思います。

それから、病気になって良かったことといえば、患者さんの気持ちがわかるようになったことでしょうか。体力が落ちたことで腰痛や坐骨神経痛にも悩まされましたし、四十肩の症状も出てきました。生活の中に常に痛みがあるのはつらいものだな、と実感しています。

私も「治っていく自分」を体験しました。これからは患者さんの治療と私自身の人生のために、病気と真摯に向き合っていこうと考えています。

コラム

痛いときは冷やす？ 温める？

頭痛、ぎっくり腰などの「痛み」があるとき、「冷やした方がいいの？ 温めた方がいいの？」と迷うことはありませんか。私の治療院でも患者さんからも同じ質問をされることが多いので、カイロプラクティックの観点からお答えしましょう。

治したい部分は「温める」が基本です。悪化させないためには冷やす。

体の傷ついた部分を治すためには、栄養と酸素が必要です。大事な栄養と酸素を治したい部分にどんどん届けるためには、どんどん血液を流すことが必要です。

そして、血流アップのために即効性があるのが「温める」という行為なのです。

ということで、治したい部分は温めましょう。

全身の血流を良好にすることも大事なので、体全体を冷やさないようにすること、運動をして全身の血の巡りを良くすることも、同時に心がけるといいでしょう。

しかし、痛い部分は「冷やす」という習慣も、昔からありますよね。

ケガをした直後や急性期の痛みには、確かに「冷やす」が正解になります。

冷やすというのは温めるのとは逆で、血管を収縮させ、血流を抑える行為です。

血流を抑えることで、炎症範囲が広がることをストップさせることができます。ケガをした直後に患部をギュッと冷やすと、ダメージを受ける筋肉組織を最小限に食い止めることができるので、その後の回復が早くなります。

サッカーやラグビーの試合で選手が負傷をすると、医療チームが駆け寄って氷嚢を患部に当てます。アイシングというのですが、あれはケガによるダメージをできる限り抑え、選手生命を守ろうという医療行為なのです。

皆さんも、例えばお子さんやお孫さんが頭や体を強く打った場合は「冷やす」応急処置をするといいでしょう。

痛みのある場所を冷やすと気持ち良く感じる患者さんは多いですし、冷やしておくことでその場では悪化が防げるので、治療をする側にとっては楽で無難な処置です。「冷やしましょう」という治療が蔓延するのは、そんな事情もあるかと思います。

でも、やはり治療が始まったら「温める」が基本です。

とくに皆さんが悩まれている慢性疾患は、患部と全身を温めることがとても大事ですので、ぜひ覚えておいてください。

第5章

首押しプログラムで不調が改善した方たちの声

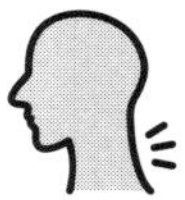

自分自身で治ることを実感できました

Yさん（女性／40歳代）
症状＝全身の不調
仕事＝主婦
趣味＝特になし

「首を整えると脳が体を治しだす」という本で島崎先生の首押しプログラムを知りました。

長年の不調で病院や接骨院に通っており、「自律神経失調症」、「首が悪い」と言われることが多かったです。いろいろな場所に通院したのですが、そのときは楽になったように感じても、やっぱり元に戻ってしまう感覚でした。そんなときに書店で見つけたのが島崎先生の本でした。

本を読みながら自分で首を押してみると、何かが変わってくるのを体感できました。一言で言うと、整った！　という感じなのですが、首や肩の重苦しさが減り、頭も目もスッキリして、呼吸が楽になり、よく眠れるようになり、手足の冷えも以前ほど気にならなくなりました。これはすごいと思いました。

そして何より、考え方が前向きになり、何をするにも億劫だった私が以前よりも活動的になりました。家が遠いので諦めていましたが、一度島崎先生に直接首を治していただきたいと思い、受診しました。

自分で触っても「何か出っ張っている感じの硬いコリがあるな～」と違和感のあるところがあったのですが、やっぱりそこは骨のズレであるとのことで、直接治していただきました。もうだいぶ良くなっていたのですが、さらに体が軽くなりました。「こうすれば体が治るんだ！」という確信を持つことができ、とてもうれしかったです。

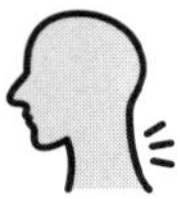

苦しかった時を忘れてしまうほど改善しました！

Aさん（女性／40歳）
症状＝頭痛
仕事＝事務
趣味＝食べること

私は長年の頭痛で悩んでいました。頭痛外来を受診して、「痛くなったら飲めば良い」という薬を処方されましたが、飲むタイミングが遅れると薬ごと吐いてしまいます。ガンガンする頭痛と嘔吐で寝込んでしまうのが怖くなり、少しでも頭痛を感じるとすぐに薬を飲む習慣にしていました。

島崎先生の治療院は、父の紹介で受診しました。父は商売をしていて、自分のお客さんをすでに100人以上も島崎先生に紹介しており、「お客様からとても評判が良いから」、と私にも教えてくれたのです。

島崎先生が言うには、「肩のコリと首のコリがなくなると、片頭痛でも緊張型頭痛でもたいがいの頭痛は良くなりますよ」ということでした。頭痛がひどいことに気を取られていましたが、たしかに肩コリや首の重さがひどくなると頭痛はひどくなっていました。

さらに、「楽にするのと治すのって、同じようでも進むべき道が1歩目から違うんですよ。どんなに楽になることでも、それを続けても治ることはないんですよ。今飲んでいる薬がまさにそうですよね」という言葉にとても納得して、治療が始まりました。

私の場合はストレートネックで首が右にも傾いていて、この頭の傾きが頭痛の原因だと突き止めてくださいました。対症療法ではなく原因療法によって、頭痛が起こらなくなるのです。

治療は首を押してもらって、骨のズレを治す感じでした。直後から肩が軽い感覚になり、体が温まってきました。そこから1週間ぐらいは頭痛もなく肩も軽くいられましたが、だんだん戻ってしまい、2回目の治療を申し込みました。

「すごい治療と言っても1回では治りきらないので、1日でも2日でも楽な日があれば良いんです。良くなる可能性があるということですから」と聞いて少し安心しました。実際に、施術から1週間を過ぎた後も、薬の量は減っていました。「でも、戻るのは普段の姿勢が悪いことも影響しているので、姿勢に注意したり肩を回したりしてくださいね」と念を押されました。

2回目の治療後も調子が良く、今も定期的に治療を受け続けています。もう少し自分で注意すれば良いのでしょうが、もう頭痛もたまにしか起こらないので気が抜けたというか、また治してもらえばいいやという安心感があり、あんなに苦しかった時期を忘れてしまっています。毎日を楽しく元気に生きられて、本当に感謝しています。

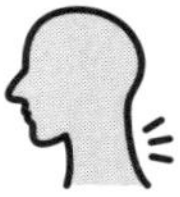

仕事に支障を出していた痛みがなくなりました

Iさん（男性／56歳）
症状＝肩コリと腰痛
仕事＝耳鼻科医師
趣味＝音楽

肩コリと腰痛の駆け込み寺として、島崎先生には大変お世話になっております。長期のお休みになったときは不安でしたが、教えていただいたセルフケアでなんとか乗り切れました。

一昨年は仕事中の靴が悪かったのか足底腱膜炎になってしまいました。歩くだけで足裏が痛い、体重を乗せられない、という症状に悩まされました。特に朝起きてすぐの歩き始めは痛みがひどい状況でした。

足をかばっているうちに腰も痛くなってきて、島崎先生に施術をお願いしました。足底もついでに治してくださると言いながら足底のかかとの前側を押してくれたのですが、数日して不思議と痛みが和らいでくるのです。

肩コリのときもそうですが、的確にコリの場所を一発で探り当ててくれますし、関節の可動域の異常なども瞬時に触診してしまう技術には感心してしまいます。足底の問題も、やはり押し方も押す場所も正確で、「普段から自分でここをこんなふうに押した方が良い」というアドバイスもいただいて、もう足裏の症状は全くありません。

患者さんの耳や鼻を覗き込むような検査が続くと、肩コリもしてくるのですが、肩を回したり首を押したりするだけで、重たくて気持ちが悪くなるような肩コリにはならなくなっています。午後の診察も疲れることなくできているのは、島崎先生のおかげだと思っています。

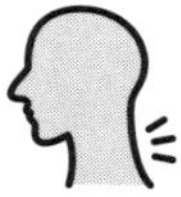

島崎先生のおかげで手術をせずにすみました

Sさん（女性／77歳）
症状＝首下がり症
仕事＝調理
趣味＝料理

子供の頃からねこ背で、物心ついた頃からは肩コリに悩んでいましたが、それでも長年働き続けてきました。

調理の仕事なので下向きの作業が多く、50歳ぐらいからは姿勢がどんどん悪くなっている自覚がありました。首の痛みがひどくなり、仕事中もイライラしてしまいます。さらに60歳頃からは頭が下がって上を向けなくなってしまい、うがいもできなくなってしまいました。近所のマッサージには通っていましたが、首も肩も背中も鉄板のようだと言われます。たまにひどい腰痛にもなり、1週間以上寝込むこともありました。

島崎先生のことは生協で見つけた本で知りました。本に書いてある通りに自分で首を押してみたのですが、私の首はカチカチに硬くて鉄板のようですから、とても自分では押せません。幸い青梅の治療院には通える距離に住んでいましたので、思い切って予約をして、島崎先生に直接治療してもらいました。先生の施術はマッサージで押してもらうのとは全く違い、しっかりと骨を押してもらう感じです。だんだん上を向けるようになり、うがいもできるようになり、何よりも正面を向いていられるので自転車に乗れるようになりました。

5年前に右腕のしびれが出たので整形外科で検査をしてもらったところ、首の3ケ所が狭くなっていて、「足までしびれてきたら手術が必要」と言われました。この症状も島崎先生に治してもらいました。

昨年、島崎先生が長く休まれているときにまた首が痛くなり、整形外科でレントゲン写真を撮ってもらったところ、隙間が以前より広がっているとのことでした。注射による治療をしていましたが、島崎先生の治療院が再開したので、またお世話になっています。

島崎先生と出会って12年が経ちます。12年前は首が痛くてイライラして、精神的にもまいっていたのに、今も大好きな料理ができているのは、本当に島崎先生のおかげです。

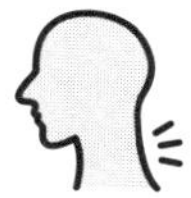

娘に同じ思いをさせたくない

T．Kさん（女性／50代）
症状＝肩コリ、胃腸の不調
仕事＝パート
趣味＝旅行

私は26歳で出産してから、ずっと体調不調が続いていました。

肩コリがひどくて吐いてしまうほどですし、胃腸の調子も優れず、常に具合が悪い人生でした。島崎先生のことは友人の紹介で知り、3年前の冬に受診しました。

検査で背中の写真を写してもらったところ、重度のねこ背と横に曲がった背骨の問題を指摘されました。ねこ背になると呼吸が浅くなってしまうこと、胃腸を圧迫してしまうことを初めて知りました。当然、腰も痛くなるし首も肩も凝る、ということで、ガチャンと音のするベッド（補足 カイロプラクティック治療用のベッドで、アジャスティングベッド）で背骨自体を治していただきました。すると、まるで憑き物が落ちたかのようにスッと背中が軽くなり、背中全体に血液が流れていくような感覚を覚えました。

長年、体調が悪かった私は、きっと自分の体の中がひどい状態なのだと思っていたのですが、島崎先生は、「大したことのない問題を、長年治さずにいただけですよ」と笑顔で不安を払拭してくれました。

現在は、私の娘も家庭を持ち、遠方で2人の子供を育てています。娘には私のような思いをさせたくないので、早く体の治療を受けるように、と話しています。まずは島崎先生の著書「首を整えると脳が体を治しだす」を送って、自分で首を押したり、体操したりするように勧めました。すると「体が楽になった」と連絡が来ました。

子供には、疲れた顔を見せたくないものです。私もいつも笑顔で元気な母親を演じなければならないとがんばった結果、とても疲れていました。島崎先生のおかげで、毎日がつらくなく、心も体も軽やかに過ごせるようになったことに、とても感謝しております。

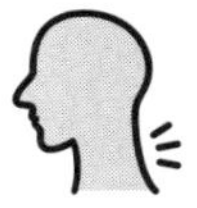

どんよりしていた頭がスッキリ！

Tさん（女性／40代）
症状＝首の痛み、頭が重い
仕事＝事務仕事
趣味＝特になし

首の痛みと頭のどんよりとした重さに悩んでいた私は、新聞で「首を整えると脳が体を治しだす」という本を知って、早速購入しました。

付録の動画を見ながら首を押してみると本当に気持ちが良く、頭もスッキリしてきました。自分で首の骨を正しく押せているのか不安でしたが、気持ちよさを優先して、お風呂の中や寝る前に首を押していると、睡眠の質が良くなったように感じました。

しばらく続けているうちに頭の重さが気にならなくなり、首の痛みもなくなってきました。本当に良い方法を紹介していただき、感謝しています。今は首を押すことを日課にしております。

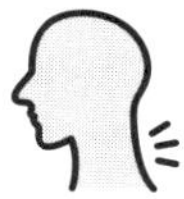

長年の肩コリが消え、便秘も解消して快調に

Kさん（女性／50代）
症状＝肩コリ、ストレートネック、ねこ背、便秘
仕事＝ＯＬ

趣味＝舞台鑑賞

長年の肩コリに悩んでいました。高校生の頃から凝っていて、近所の治療院ではストレートネックだと指摘されました。私の場合、肩コリといっても後頭部から背中までバンバンに張ってしまう重度なもので、柱の角に背中をゴリゴリ押し当てていました。ＯＬになってからは腰も痛くなり、だんだんねこ背になってきたことも自覚していました。

そんなとき、カルチャー教室で島崎先生の首押し教室を紹介されたので、この肩コリが楽になるなら、と申し込みました。推薦図書の「首を整えると脳が体を治しだす」も購入し、予備知識を仕込んで行きました。

島崎先生の説明はわかりやすく、本を読んだだけではわからないツボなどのことも理解できました。また実際に首を触ってもらい、どのぐらいの加減で押すのかも指導していただきました。首を押す前に手の甲や腕を押すことで効果も感じられました。

先生の説明では、ストレートネックや骨盤の歪みは、最初にねこ背が始まるということでした。背中が丸くなると腰にも負担がかかり、首が前に突っ込んだ姿勢になることでストレートネックになるという順番なので、最初にねこ背に注意をしなければならない、と理解することができました。

島崎先生には、対症療法ではなく根本的に原因から治していく方法を教えてもらいました。自分でも首を押すようにした結果、肩コリは気にならなくなりましたが、どうしてもねこ背が治りきらないので、島崎先生に治療をお願いしました。

「首は上手に押せているようですが、背中は自分では押せないですからね」と先生に背骨を押してもらったところ、1回だけポキンと音がしましたが、これがなんとも心地よく、怖い感じではありませんでした。治療後にベッドに寝かせてもらうと、背中がピッタリと張り付くようにベッドにくっつきました。以前は腰の下に腕が2本分ぐらい入るスキマがあったので、それが消えたことにとても驚きました。

その後、背中の張りはなくなり、肩コリも本当に気にならなくなりました。疲れにくくなり、よく動けるようになったからか体重も減り、もうひとつの悩みだった便秘が解消したのも先生の治療のおかげだと思っています。

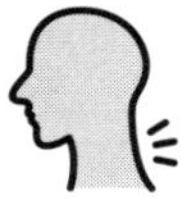

目からウロコとはまさにこのこと

Iさん（男性／40代）
症状＝腰痛、首コリ
仕事＝歯科医師
趣味＝キャンプ

私が島崎先生を知ったのは、自分が経営する歯科医院で噛み合わせ矯正をしていた患者さんが激変したことがきっかけでした。その患者さんは顎関節に問題があり、噛み合わせが合わないことでずっと手こずっていたのですが、ある日の診察でその噛み合せがバッチリ合っていたのです。

私は驚いて「何かしたの？」と患者さんに訊ねると、「整体に行って肩コリの治療をしてもらった。その後あごの調子も良いし、頭痛もしなくなった」と言うので、「それ、どんな治療をしたの？」とさらに訊ねました。

あんなに苦労していた噛み合せがこんなにすぐに揃うなんて考えられませ

ん。しかし、ご本人は「首を何回か押してもらっただけなんです」と、よくわからない様子。ますます興味が湧いて、「紹介してください。私もその先生の施術を受けてみたい」とお願いしました。

実際に島崎先生の診察を受け、例の患者さんの事も質問させていただきました。島崎先生は「第一頸椎がズレると、首が曲がって頭蓋骨自体が傾いてしまうんですよ。そうすると下あごが横にズレて噛み合せが狂います。顎関節の動きも左右差が出ますし。だから首を矯正すると頭がセンターに戻り、下あごが顔の真下に戻り、噛み合せがかわるのです」と説明してくださいました。

驚きました。目からウロコとはまさにこのこと、本当におっしゃるとおりなのです。首のズレが少ない方は歯科矯正で十分に良くなるし、顎関節も治り、それこそ頭痛も肩コリも、腰痛や内臓疾患までも治ったりします。
しかし、首の曲がりが大きい人は噛み合わせの治療自体がうまくいきませ
ん。一つの確信を得てさらに歯科矯正治療の可能性が拡がりました。本当
に感謝しております。

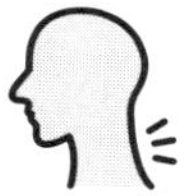

この3年で身長が1㎝伸びました

Mさん（女性／40代）
症状＝婦人系疾患、腰痛、肩コリ、足の痛み
仕事＝パートスタッフ
趣味＝お菓子作り

私は婦人科系の疾患もあり、頭の先から足の先まで、コリと痛みと重さでとにかく不調な毎日を送っていました。婦人科系疾患の影響で月の半分はさらに調子が悪く、入院したり寝込んだりしてしまう日が続いていました。なかば諦めていたのですが、青梅にすごい先生がいると友人から紹介され、少しでも楽になればと受診したのが最初です。

最初に楽になったのは腰痛と肩コリでした。こんな私でも楽になれるんだと、本当に嬉しくて嬉しくて、そこから2週間おきに通院をしました。でもやっぱり歩くと足が痛くなるし、動き過ぎると体も痛い。そして排卵の時期や生理の時期はお腹の痛みとだるさで寝込んでしまいました。本当にひどい時は何度か入院もしましたが、入院してひどい症状が落ち着いても軽い症状はずっと残っています。そういった症状は、島崎先生に治療してもらうと楽になりました。通院を続けるうちにお腹の症状はだんだん減ってきて、だんだん歩けるようになってきました。

そんな中、夫とマイホームの購入を考えたとき、島崎先生のところに歩いて通える距離が良いと思いました。田園風景のお散歩コースも気に入ったので、オフィスシマザキから歩いて7分ぐらいのところに新居を購入しました。入院の心配が減ったので、犬も飼うことができました。この頃は本当に痛みがなく、たまにお世話になるぐらいになりました。

毎年の健康診断で身長が3㎜程度伸びていたのですが、誤差だろうと思っていたのですが、今年の検診でまた3㎜伸びて、3年前に比べてトータル1㎝も身長が伸びていました。この歳でおかしいと思いましたが、島崎先生に報告すると、「曲がっていた背骨が伸びたってことですよ。珍しくないですよ」と教えてもらいました。

私の人生を救ってくれた、本当にすごい治療です。

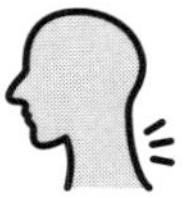

歩けるようになって、感謝です！

Hさん（女性／80代）
症状＝腰痛、体の曲がり、歩行困難
仕事＝ナシ
趣味＝ガーデニング

私は19年前に腰を痛くしてしまい、体が曲がってしまって歩くのも大変な時に、友人の車に乗せてもらって島崎先生の治療院に行きました。

私が「腰が痛いです」と言っているのに、先生は首を触って、「首を治さないとだめですよ」と言っていたのを今でも覚えています。ピンクのワイシャツを着ていましたね。

しばらく寝ていてくださいと指示され、寝ているだけの治療なの？　と不思議に思いました。時間が来て、起こされて受付まで行くと、待合室で待っていた友人がびっくりして、「何よ、ちゃんと歩いているじゃない」と言い、自分でもハッと気が付きました。あの時の衝撃は今でも忘れません。それからはずっと調子が良かったです。

今年の初めに、長年にわたって介護をしていた夫が先立ち、気が抜けたのか、また腰をグキッと痛めてしまいました。四十九日が終わるまではと頑張っていましたが、だんだん痛みが強くなり、またイモムシのように這ってトイレに行くぐらいになってしまいました。そこで、再び友人に「島崎先生のところに連れて行ってもらいたい」とお願いして、19年ぶりに治療してもらいました。

島崎先生が19年前と全く変わっていないことにびっくりしました。私はコルセットをしなければ体が折れ曲がってしまう状態で、座る時もコルセットなしでは食事がのどにつかえるような感じがします。今度は腰も治さないとダメとのことで、腰も背中も首も全部治療してもらいました。「19年前の再現をしますよ」と言って、待合室の友人のところまでコルセットなしで歩いてみました。友人もまたびっくりしていました。今後は定期的に治療をしてもらって、自分の体を大切にしたいと思います。

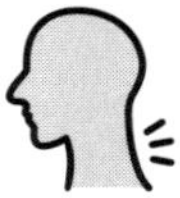

おわりに

首を整えることで自然治癒力を活性化し、不調だった体が回復する、生命力を高める方法をご紹介してきました。

私の治療院では良くなった患者さんに、「生きていればまた痛くなるでしょうけど、自分で首押しをして3日間様子を見てください。自然治癒力が働いていれば3日のうちには改善してきます。でも、4日経っても治らなかったら、そのうち治るかも？　なんていう淡い期待は持たずに、そのときは早めに来てください」と伝えます。

劇的に治って感動している方にはもっと大切なことを伝えます。「今回は治って良かったですね。でも、この先長年生きていれば、必ず病気に見舞われます。そのときに今回体感したことを思い出してください。自分には治る力がある、自然治癒力が体を治してくれる、そう信じて取り組むのと、もうダメかもと思ってしまうのでは、絶対に結果が違いますからね」

と、眼に力を入れて力説します。

「確かに肉体はいつか滅びる。しかし、その最後の最後の最後の瞬間まで、生命力は体を生かそう生かそうとしている」。そう断言する私も、一昨年、ノドのがん（中咽頭がん）になってしまい、治療院の改装工事という名目で半年近く仕事をお休みし、入院や通院を続けていました。

全く食べることができない時期もありましたが「自分には自然治癒力があるからね」という確信から、常に前向きな取り組みができました。

入院には運動靴を持ち込み、2リットルのペットボトルを4本買ってダンベルの代わりにして、初日から激しい筋トレをしていました。他にも足首に10キロの重りをつけて毎日8階までの階段を3段飛ばしで5往復するなど、しっかりと体を鍛えていましたね。抗ガン剤の点滴が始まっても点滴台を担いで階段上りを繰り返していました。

結果として、病棟ですれ違う同病の方と比較しても圧倒的に元気で、回復も早かったです。

大切な考え方は、「病気の原因は自分の体の中にある」、この意味を真剣に考えることです。世の中には「この治療をすればガンが治る」「これを飲めばガンが消える」、ガンに限らずそう言われているものがたくさんありますが、それがウソかホントかは別にして、どんなに体に良いものを飲んだとしても、消化↓吸収↓排泄までの生命活動が低下していたのでは効果は出ません。まずは基本的な生命活動が活性化している、生命力が活躍している体内環境が必要なのです。そもそも病気になったのは正常な体内環境から逸脱したから、生命力の活動を邪魔したからです。

私の例で考えると、お酒です。それと睡眠不足。もちろん様々なストレス。私のガンは半年ぐらい前からできたものではないかと言われました。ちょうどその頃は文庫本の執筆中で、寝る時間を削っていました。

だからといって、発症してからお酒を止めても治らない、しっかり寝ても治らない、そんな病気がたくさんあります。発症してから予防医学を実践しても遅いのです。それでも大切なことは現代医学の治療を受けるにしても、代替医療に絞るにしても、まずは生命力の存在を信じて自然治癒力の活性化を図らなければなりません。

重たい話になってしまいましたが、体には素晴らしい能力が備わっています。

首押し以外にも様々なストレッチや、耳たぶを引っ張ってグルグル回すとか、舌を思いっきり出すとかも取り入れてみてください。

ちゃんと実践したことで私の四十肩も治り、腰痛も坐骨神経痛も出なくなりました。しかし、今年のスキーで坐骨神経痛が出たときには、これは仕事に支障がでそうだったので、その日のうちに息子に治療してもらいました。もちろんガンの経過も問題なく、以前のように20kgのバーベルで筋トレができています。

同じ首押しをしていても、読者の方に比べて私の治り方は早いように思います。押している場所が良かったり、押し方がちょっと上手だったり、そんな違いがあるのかもしれませんが、大きく違うのはマインド＝考え方ではないかと思います。もちろん私も「まだ治らない」という時期がありました。その「まだ治らない」の次に「どうせ治らない」と思うのか、「でも、そのうち治る」と信じられるかの違いなのです。患者さんが自然治癒する様子を何度も見ているので、私の確信はゆるぎないです。確かに四十肩に関しては特にコツがあり、Ｐ１３７〜１３９に紹介した内容を30分続けて押します。肩の前側、三角筋、三角筋のさら背中側。ここには三角筋に血液を送る後上腕回旋動脈《こうじょうわんかいせんどうみゃく》がありますから、しっかり押して血流を良くします。三角筋から肘に向かって、筋肉が連結している上腕筋、腕橈骨筋《わんとうこつきん》へと緩めます。翌日は押した場所が腫れて熱を持って触ると痛いのですが、その３日後ぐらいにとても楽になります。これを5日おきにするだけで一気に改善が進みます。

前作に比べて、マインド＝考え方を多く取り上げていただいたのはそのような背景からです。特に自律神経系の悩みにおいては、すぐに結果がでるわけではないので、「まだ治らない、でもそのうち治る」と思って続けた方が、自然治癒という結果を得られるのです。

今ある体の痛みや不調を首を整えることで解消して、自然治癒力を体感してください。

私の体験からも、強くおすすめいたします。

治療職人・島崎広彦（しまざき・ひろひこ）

オフィス・シマザキ院長

上部頸椎カイロプラクター

あん摩マッサージ指圧師

1968年、東京都青梅市生まれ。幼少期に農家の両親の肩もみを日課としていたことから治療家の道を志す。1988年、青梅市にオフィス・シマザキ開院。口コミで瞬く間に評判となり、3年目には北海道から沖縄まで全国から患者が訪れ、連日満員の治療院となる。37年間で約30万人を治療。定期的に本場アメリカで研鑽を積んでいる。『首を整えると脳が体を治しだす』（小社刊）は旧・新版、DVD付き実践編でシリーズ累計20万部を突破した。

本書でお話した「自然治癒力」には個人差がありますので、根気強く長くかつ丁寧に続けることが大切です。また、首は非常にデリケートな部分ですので、首押しの実施においては決して無理をせず、個人の責任の下で行ってください。違和感を感じた時はすぐに中止する必要があります。万一体調に不利益が生じたとしても、出版社および著者は一切の責任を負いかねます。

アチーブメント出版
〔X〕 @achibook
〔Instagram〕 achievementpublishing
〔Facebook〕 https://www.facebook.com/achibook

より良い本づくりのために、ご意見・ご感想を募集しています。
下記QRコードよりお寄せください。

小さな町の名治療家が教える
30万人の痛みを治した
首押し健康法

2025年（令和7年）5月5日 第1刷発行
2025年（令和7年）6月14日 第2刷発行

著　者　島崎広彦
発行者　塚本晴久
発行所　アチーブメント出版株式会社
〒141-0031　東京都品川区西五反田2-19-2　荒久ビル4F
TEL 03-5719-5503／FAX 03-5719-5513
https://www.achibook.co.jp

ブックデザイン　細山田デザイン事務所（細山田光宣、柏倉美地）
本文デザイン　田中俊輔
編集協力　深尾千尋
DTP　株式会社三協美術
撮影　株式会社スタジオ玄
モデル　岡本麻里（株式会社セントラルジャパン）
衣装提供　yinyang-yoga&meditation wear
校正　株式会社ぷれす
印刷・製本　株式会社光邦

ISBN 978-4-86643-164-2
落丁、乱丁本はお取り替え致します。